GESTÃO E DIMENSIONAMENTO DO ENXOVAL NA HOTELARIA: DA AQUISIÇÃO AO DESCARTE

Gestão e Dimensionamento do Enxoval na Hotelaria: da Aquisição ao Descarte

Djair Picchiai *in memoriam*
Marcelo Boeger
Maria Adelina Pereira
Roberto Maia Farias

São Paulo, 2ª edição, 2025

Revisão
Maria Ofélia da Costa

Impressão e Acabamento
Digitop Gráfica Editora

Direitos Reservados
Nenhuma parte pode ser duplicada ou reproduzida sem expressa autorização do Editor.

sarvier
Sarvier Editora de Livros Médicos Ltda.
Rua Rita Joana de Sousa, nº 138 – Campo Belo
CEP 04601-060 – São Paulo – Brasil
Telefone (11) 5093-6966
sarvier@sarvier.com.br
www.sarvier.com.br

Dados Internacionais de Catalogação na Publicação (CIP)
(Câmara Brasileira do Livro, SP, Brasil)

Gestão e dimensionamento do enxoval na hotelaria : da aquisição ao descarte / Djair Picchiai (in memorian)...[et al.]. -- 2. ed. -- São Paulo : Sarvier Editora, 2025.

Outros autores: Marcelo Boeger, Maria Adelina Pereira, Roberto Maia Farias.

Bibliografia.
ISBN 978-65-5686-052-7

1. Hospitais – Administração 2. Hospitais – Desinfecção 3. Hotelaria hospitalar 4. Medicina e saúde I. Picchiai, Djair. II. Boeger, Marcelo. III. Pereira, Maria Adelina. IV. Farias, Roberto Maia.

24-239480   CDD-362.1068

Índices para catálogo sistemático:
1. Hotelaria hospitalar : Administração   362.1068
Eliane de Freitas Leite – Bibliotecária – CRB 8/8415

Sarvier, 2ª edição, 2025

GESTÃO E DIMENSIONAMENTO DO ENXOVAL NA HOTELARIA: DA AQUISIÇÃO AO DESCARTE

Djair Picchiai *in memoriam*
Marcelo Boeger
Maria Adelina Pereira
Roberto Maia Farias

sarvier

Sobre os Autores

DJAIR PICCHIAI (*in memoriam*)

Mestrado em Administração Pública pela Escola Brasileira de Administração Pública da Fundação Getúlio Vargas (1983). Doutor em Administração de Empresas pela Escola de Administração de Empresas de São Paulo da Fundação Getúlio Vargas – SP (1991). Professor da Fundação Getúlio Vargas EAESP-FGV do Departamento de Administração Geral e Recursos Humanos desde 1987. Colaborou na formulação e implantação do mestrado profissional de administração das Faculdades Campo Limpo Paulista, que foi aprovado pela Capes-Mec em 2008, começando a funcionar em 2009. Participou da aprovação e implantação do Programa de Doutorado Acadêmico em Administração de Micro e Pequenas Empresas. Docente pesquisador permanente dos programas de Doutorado Acadêmico e de Mestrado Profissional em Administração da UNIFACCAMP. Professor Titular da Disciplina teoria e modelos organizacionais das micro e pequenas empresas desde 2009. Tem mais de 38 anos de experiência no setor público como executivo público. Tem 41 anos como professor universitário. Tem publicações desde 1977, artigos em revistas qualis, pesquisa realizada pela Fapesp e vários relatórios de pesquisas publicados pelo núcleo de publicações e pesquisas da EAESP-FGV. Possui artefatos desenvolvidos e aplicados em organizações, um de planejamento estratégico e outro de dimensionamento de pessoas em hospitais e pequenas clínicas. Possui material técnico de estruturas organizacionais utilizado por diversas instituições. Prestou serviços de consultorias realizadas nos setores público e privado.

MARCELO BOEGER

Atua como sócio consultor da Hospitalidade Consultoria. Professor do MBA de Gestão em Saúde e Controle de Infecção Hospitalar (CCIH-MED) e Coordenador e Professor do Curso de Especialização em Hotelaria e Facilities no Hospital Albert Einstein. Atual VP da AMTSBE (Associação Mundial de Turismo de Saúde e Bem-Estar) e organizador e autor de diversos livros, entre eles Manual de Hotelaria Hospitalar (Ed. Manole). coautor de "Liderança em 5 Atos" (Ed. Yendis) e coautor do livro "Indicadores de Hotelaria Hospitalar" (Sarvier).

MARIA ADELINA PEREIRA

Técnica Têxtil pela Escola SENAI Francisco Matarazzo. Engenheira Química pela FEI/FCA. Engenheira de Higiene e Segurança do Trabalho pela UNICAMP/PUCCAMP. Mestra em Administração pela FEA/USP. Professora no Curso de Tecnologia Têxtil na FATEC Americana desde 1987, no Curso de Tecnologia do Vestuário na Faculdade SENAI de São Paulo de 2000 a 2015, no Curso Superior de Moda do UNISAL desde 2003, no Curso de Pós-Graduação de Negócios da Moda do SENAC Faustolo – SP. Coordenadora da Pós-Graduação em Química Têxtil na FATEC Americana – SP. Consultora da PG Assessoria Técnica. Superintendente do ABNT CB17 Comitê Brasileiro de Normalização Têxtil e do Vestuário da ABNT. Perita Judicial Fórum João Mendes, Fórum de Americana e Fórum de Santa Barbara D´Oeste.

ROBERTO FARIAS

Diretor no IEP – Instituto de Estudo e Pesquisa em Hotelaria e Hospitalidade. Diretor no Datalav Tecnologia para hotelaria e lavanderia – software de gestão. Mestre em Administração de empresas, Especialista em Administração de RH (UFC), Especialista em Gestão de Saúde (FGV), especialista em Administração Hospitalar. Secretário de Saúde de Aquiraz – 2021. Experiência como gestor hospitalar e em lavanderia em diversas cidades do Brasil. Professor nos cursos de MBA de Gestão de Saúde (FGV), Gestão em Saúde e Controle de Infecção Hospitalar (CCIH-MED), São Camilo, e especialização em Hotelaria e Facilities no Hospital Albert Einstein.

Prefácio

Você acaba de encontrar uma oportunidade há muito esperada!

Se você é da área de hospitalidade essa é a chance de obter respostas para dúvidas e questionamentos que certamente lhe oprimem há muito tempo.

Lidar com o enxoval de um empreendimento, seja ele de que categoria for, podemos afirmar sempre foi um desafio para os gestores.

Trata-se de uma área que envolve muitos conhecimentos técnicos, os quais poucos dominam as especificidades. Os tecidos parecem tão simples de escolher nos catálogos e prateleiras nas feiras, mas aí os vendedores falam de gramatura, números de fios, texturas e resistência, ora em kgf, ora em daN. Isso nos confunde e torna tudo tão enigmático.

Depois de tudo isso, ainda precisamos adequar esse conhecimento às características do próprio negócio. Não bastasse tanta informação, ainda nos aguarda a diretoria com o melhor resultado de desempenho e durabilidade para o investimento que nunca é suficiente... Quem conhece sabe que isso não é tarefa fácil, especialmente quando nunca há dinheiro suficiente para as compras. E falta responder aquelas perguntas insistentes... quantas trocas você tem? qual seu índice de evasão? quanta roupa sua lavanderia está retendo para relavar, e por aí vai.

Cientes desse cenário, alguns especialistas, cada um em sua área, reuniram-se para dar consistência a todas essas informações. São eles, não por acaso, amigos de longa data. Há anos procuramos cada qual a sua moda compartilhar nossos conhecimentos com o maior número de pessoas, mas era pouco. Isso até o momento em que Maria Adelina, Marcelo Boeger e Roberto Farias se uniram com a contribuição do Prof. Djair Picchiai (a quem infelizmente não tive chance de conhecer) para elaborar o conteúdo desta publicação. Somos amigos e parceiros de cursos, palestras, *workshops*, consultorias e toda sorte de meios de informação e conhecimento.

Aqui Maria Adelina vai lhe ajudar a entender o universo das diferentes fibras que dão base aos fios e tecidos determinando em sua construção as características de desempenho e resistência que tanto buscamos. As condições de beneficiamento vão determinar, por exemplo, a solidez das cores tão importante para uma boa apresentação das peças ao longo do tempo.

Os tecidos confeccionados vão constituir o mix de peças do enxoval que incluem de felpudos aos tecidos para lençóis, vestuário, mantas, colchas, entre outros. A quantidade de cada um dos itens vai determinar o dimensionamento baseado na necessidade de uso, dinâmica de troca, taxa de ocupação, expectativa de diárias, cirurgias etc.

Marcelo Boeger, formado em hotelaria e com o tempo contagiado pela área hospitalar, nos traz detalhes da estrutura do dimensionamento do número de peças necessárias para compor um enxoval equilibrado e que atenda às necessidades de cada departamento. Com algum estudo, logo descobrimos que essa conta vai muito além de multiplicar o jogo de peças de uma cama pelo número de trocas que queremos no enxoval. Voltando ao investimento no enxoval, compras mais inteligentes focadas na necessidade de cada item em particular vão ajudar a obter melhores resultados. Os custos de depreciação e reposição das peças não é linear e precisa ser constante. Reposição semestral, anual ou optar por uma programação bem estudada que pode inclusive dar fôlego ao caixa da empresa nos momentos de reposição de enxoval?

A higienização em si, muito estudada por Roberto Farias, determinará com muita importância a manutenção das características e propriedades de cada tecido somado ao uso criterioso das peças, o que nem sempre é respeitado. Uma boa lavanderia é capaz de ajudar muito na manutenção do enxoval, mas sozinha não é capaz de "salvar o dia".

Lembre-se, a durabilidade tem um pilar e ele começa na escolha dos tecidos. Em paralelo, seu serviço de higienização deve ter competência para garantir essa condição. No entanto, espremer e pressionar seu parceiro para compensar suas deficiências internas não vai resolver seu problema de base.

Finalmente vamos entender que essa logística exige muito estudo e compreensão de todos os fatores envolvidos. Neste livro você poderá estudar todos eles e agregar informações muito importantes para a construção de suas decisões e conversas para melhorar seus resultados. Estou certa de que essa será uma leitura prazerosa e principalmente proveitosa.

A aí? Vamos começar?

Maria Ramos Soares

Apresentação

– Onde está a roupa que estava aqui?
– Como está faltando se no último inventário tínhamos – x – mudas?
– Como assim, aumentou a quantidade de algumas peças?

Essas perguntas com tom de desconfiança e, às vezes, proferida de forma cética ressoam nas rouparias e corredores de hotéis, *resorts*, pousadas, hospitais e lavanderias há muitos anos.

A dificuldade em constatar que a roupa pode simplesmente "desaparecer" na frente de nossos olhos nos leva a buscar, às vezes empiricamente, os responsáveis nas várias etapas que a roupa cumpre da rota suja até a rota limpa: entre veículos, rouparias, prateleiras, gaiolas e processamento das roupas. Para continuar a existir, a roupa depende da observação de diversos elementos desde seu correto uso a seu adequado processamento dentro das lavanderias industriais.

À primeira vista, para alguém que não atua neste mercado, pode parecer um controle muito simples e elementar, mas o controle de enxoval no mercado profissional passa por inúmeros elementos que afetam seu desempenho, controle e obriga a seu gestor buscar pelo conhecimento de seus possíveis comportamentos, diante de tantas variáveis existentes para tentar prever seu uso, sua vida útil e seu desempenho.

Além do perfil de consumo de cada tipo de cliente, da boa *performance* do algodão e do poliéster, da composição físico-química da água que processa a roupa, dos equipamentos da lavanderia, dos produtos químicos minuciosamente escolhidos para um melhor desempenho e de toda logística por trás das peças, necessária para dispor a roupa certa, ao cliente certo, no momento certo...

Ou seja, mais do que qualquer outro elemento, a gestão correta do enxoval e o conhecimento necessário sobre seu dimensionamento afetam um ativo importante, caro e de um controle minucioso e necessário, de impacto direto na qualidade dos serviços: seja em meios de hospedagem como nas Instituições de Saúde.

Esta obra busca reunir esses elementos e trazer ao leitor os seguintes aspectos:

- Fundamenta conceitos sobre fibras e classifica os tecidos visando aumentar a compreensão sobre sua utilização e limitações impostas por sua origem.
- Transcreve as vivências profissionais de seus autores em diversas perspectivas de gestão de enxoval e do processamento de roupas.
- Relata casos de uso na hotelaria (meios de hospedagem) como em Instituições de Saúde.
- Apresenta tendências, ideias e sistemas de controle.

Participar desta obra com tantos grandes nomes da área foi um privilégio e uma aprendizagem. Espero que a leitura seja produtiva e que possa trazer resultados e reflexões aplicáveis às suas rotinas. Quando falamos de roupa, hotéis e hospitais bem dimensionados agregam valor no atendimento, aumentam a segurança, reduzem custos e desperdícios em toda a cadeia que a roupa participa: da aquisição ao descarte.

Os autores

Quando se pode unir o time de servir ao time de cuidar se atinge a excelência hospitalar. A gestão do enxoval hospitalar é uma excelência da estratégia, pois oferta conforto e segurança sanitária ao cliente. Dimensionar o enxoval adequadamente é maximizar o conforto minimizando os desperdícios e potencializando a segurança sanitária.

Farias, Boeger, Picchiai

A tarefa não é contemplar o que ninguém ainda contemplou, mas meditar, como ninguém ainda meditou, sobre o que todo mundo tem diante dos olhos.

Schopenhauer

Dedicatórias/ Agradecimentos

Agradeço a Deus por me conduzir ao melhor caminho, à minha família, aos meus professores e meus amigos que me incentivam a continuar exercendo com dedicação o papel de aprendiz.

Sumário

1. Introdução 1
2. Fibras Têxteis – Tecnologia e Qualidade 7
   - ORIGEM DAS FIBRAS 7
   - TECIDOS: CARACTERÍSTICAS BÁSICAS 12
   - CLASSIFICAÇÃO DOS TECIDOS 13
   - TECIDOS E NORMAS TÉCNICAS 20
   - SIMBOLOGIA E ETIQUETAS TÊXTEIS 24
   - AQUISIÇÃO DO ENXOVAL – NORMAS TÉCNICAS 33
   - O ENXOVAL E A PERCEPÇÃO DE QUALIDADE NAS HOTELARIAS CONVENCIONAL E HOSPITALAR 39
3. Macrociclo do Enxoval Hospitalar 48
   - CICLOS ECONÔMICO, OPERACIONAL E FINANCEIRO DO ENXOVAL 51
   - CICLO DO ENXOVAL HOSPITALAR 54
   - PARÂMETROS DA LAVAGEM E O IMPACTO NOS DIFERENTES TIPOS DE FIBRAS 57
4. Ficha Técnica dos Enxovais Hoteleiro e Hospitalar 61
   - CONFORMIDADE NA AQUISIÇÃO DO ENXOVAL 71
   - CAMPOS CIRÚRGICOS: CONFORMIDADE NA AQUISIÇÃO DO ENXOVAL 75
   - CAMPOS CIRÚRGICOS: VIDA ÚTIL ADEQUADA 76
   - CONFORMIDADE NA AQUISIÇÃO DO ENXOVAL NAS HOTELARIAS CONVENCIONAL E HOSPITALAR 81
   - RECEBIMENTO DO ENXOVAL NAS HOTELARIAS CONVENCIONAL E HOSPITALAR 88
   - GUARDA DOS ENXOVAIS HOTELEIRO E HOSPITALAR 89
   - PROCESSAMENTO E LAVAGEM DO ENXOVAL NAS HOTELARIAS CONVENCIONAL E HOSPITALAR 90
   - LAVAGEM DOS CAMPOS CIRÚRGICOS E O IMPACTO

NA VIDA ÚTIL 93
LAVAGEM DO ENXOVAL DAS HOTELARIAS CONVENCIONAL E
HOSPITALAR E O IMPACTO NA VIDA ÚTIL 94

5 Classificação e Processamento do Enxoval com Sujidades 97
CLASSIFICAÇÃO DO ENXOVAL 98
PARÂMETROS PARA A CLASSIFICAÇÃO DA ROUPA SUJA 99
QUALIDADE DA CLASSIFICAÇÃO DA ROUPA SUJA 101
ETAPAS DA CLASSIFICAÇÃO E OPERAÇÃO DO
ENXOVAL HOSPITALAR 101

6 Dimensionamento dos Enxovais Hoteleiro e Hospitalar 122
EVOLUÇÃO NO DIMENSIONAMENTO DO ENXOVAL NAS
HOTELARIAS CONVENCIONAL E HOSPITALAR 123
HOTELARIAS CONVENCIONAL E HOSPITALAR E AS
MUDAS DO ENXOVAL 136
NÍVEL DE HOTELARIAS CONVENCIONAL, HOSPITALAR E O
DIMENSIONAMENTO DO ENXOVAL 139
COMO A PROPOSTA ESTÁ SENDO ELABORADA? 143
MUDAS DO ENXOVAL NAS HOTELARIAS CONVENCIONAL
E HOSPITALAR 148
MUDAS DO ENXOVAL NO BLOCO CIRÚRGICO 154
QUAL O MELHOR NÚMERO DE MUDAS DO ENXOVAL 156

7 Gestão de Custos dos Enxovais Hoteleiro e Hospitalar 159
DANOS NO ENXOVAL 168
EVASÃO E INVENTÁRIO DOS ENXOVAIS HOTELEIRO E HOSPITALAR .. 170

8 Subdimensionamento do Enxoval 177
UMA TRAGÉDIA ANUNCIADA EM 7 PERGUNTAS 179

9 Rastreabilidade 187
INTRODUÇÃO 187
RFID 189
RASTREABILIDADE NA LAVANDERIA 191
MODELOS DE NEGÓCIOS E RASTREABILIDADE 196
PERGUNTAS FREQUENTES 200

BIBLIOGRAFIA 208

1 Introdução

Ao compararmos o ambiente hospitalar em um espaço temporal de 50 anos, antes e após os anos 1970, é possível admitir que sejam dois mundos diferentes. O anterior à década de 1970 como um ambiente estruturado nos cuidados para a doença e o outro posterior como um ambiente estruturado nos cuidados à saúde.

A saúde é um tema que está no eixo principal de discussão, especificamente no Brasil, a partir da Constituição de 1988 que declara que é "um dever do Estado e direito de todos". Mesmo assim, assistimos a um declínio da atenção à saúde provida pelo Estado e uma incompreensão aos serviços prestados pelas operadoras de planos de saúde. Conforme o presidente da Fenasaúde, Luiz Carlos Trabuco Cappi, embora seja um setor suplementar, amarga com algumas conceituações perversas onde se reflete na presença/ausência do Estado. Até meados do início do século XX, a presença do Estado na atenção à saúde era ao redor de zero, sendo a assistência realizada por atos de benemerência principalmente pelas Santas Casas.

A frase: "a saúde não tem preço, mas tem custo[1]" foi um divisor de águas e fez rever a saúde como um negócio contribuindo para provocar a ruptura entre o cuidar da doença e o cuidar da saúde na sua forma socioeconômica complexa e não mais como simples e unitário viés social ou econômico apenas. As inovações sociais ampliaram a visão do cuidado na saúde com a adesão de novas tecnologias, ambientes estruturados incluindo o conforto e o bem-estar dos clientes. A própria complexidade dos novos hospitais exigiu a valorização da estrutura, a ampliação das profissões assistenciais e a criação de unidades de apoio com diversas funcionalidades operacionais. Esse avanço contemplou as esferas públicas e privadas, atingindo a internacionalização de hospitais e as empresas que prestam serviços para essas instituições.

---

[1] Frase do presidente da Fenasaúde, Luiz Carlos Trabuco Cappi, em evento promovido em abril pelo CVG-SP reflete a importância do setor de saúde suplementar.

Com a profissionalização desse segmento, competências e habilidades alinharam-se e, assim, surgiram profissionais para conduzir o processo administrativo e tecnológico dos hospitais. É o caso da hotelaria que foi integrada na organização hospitalar como uma ferramenta de maximização de valores e minimização de custos. A hotelaria firma-se como a reunião dos serviços de apoio reduzindo custos e valorizando a experiência do paciente fixando fidelidade em uma opção que não é espontânea, mas sim necessária e, em alguns casos, obrigatória.

Implantar a hotelaria hospitalar exige sensibilidade, criatividade e comprometimento do administrador do hospital, muito mais do que a mera disponibilização de recursos, sejam esses humanos ou financeiros. Os recursos para implantar a hotelaria hospitalar com a visão de manter-se no "Estado da Arte" nasce de uma parcela da eliminação dos desperdícios provocados pelas falhas ou pela falta de gestão estratégica nos setores coordenados pela hotelaria hospitalar.

A hotelaria hospitalar é baseada na hotelaria convencional aplicada em uma organização de saúde. A existência de atitudes hospitaleiras é um pré-requisito à sua implantação e não deve ser um ato mecânico que não permita individualizar algumas formas de atendimento. A hotelaria, seja convencional, seja hospitalar, deve parametrizar seus padrões, ter seus limites definidos, porém, deve ser flexível quando necessário, desde que flexibilizar não interfira na qualidade técnica dos serviços assistenciais. Na hotelaria hospitalar, o momento de atendimento, além de único é também emergencial.

Os clientes de saúde urgem por necessidades fisiológicas básicas e a instantaneidade para atender vai fazer a diferença. A hotelaria deve manter os procedimentos padrões básicos, ressaltando sempre a segurança e a qualidade dos serviços e dos produtos ofertados, porém, deve ser criativa, ter disponibilidade e agir com competência para agregar "valores de confeitaria[2]" para todos os clientes envolvidos.

A percepção dos clientes sobre quais os serviços que mais podem oferecer qualidades intrínsecas e agregar valores é um fato de extrema realidade. É inevitável que as empresas que desejam manter-se como diferenciais se preparem para receber e atender a necessidades, desejos e expectativas dos seus clientes, principalmente os clientes de saúde.

---

[2] Todo bolo tem uma estrutura básica (trigo + ovos + fermentos). Uns podem ter chocolates e caramelos, outros com recheios e bordas confeitadas com os motivos e detalhes para cada ocasião. Isto é valores de confeitaria.

Introdução

A partir do momento que foi verificada a necessidade da implantação de um novo estabelecimento assistencial de saúde (EAS), seja ele de que porte for, existirão necessidades básicas a serem supridas, além da própria estrutura. Um dos pontos críticos é o enxoval hospitalar. O enxoval é parte componente de um ciclo hospitalar entre a entrada e a saída (alta) do paciente, dos acompanhantes e funcionários.

A estrutura hospitalar é um ponto de percepção da qualidade dos serviços de saúde no momento do primeiro contato cliente-fornecedor. O enxoval hospitalar é um destes componentes de comprovação da qualidade dos serviços ofertados.

A garantia desta comprovação exige ações desafiadoras e gastos. Mas como serão realizadas essas ações e fundamentalmente quais os limites e controles dos gastos nesse ciclo operacional que vão da aquisição até o descarte do enxoval hospitalar?

Para a aquisição do enxoval é importante definir o tipo de fibra ou composição do tecido, a cor, o modelo, o tamanho, as principais características e a quantidade de peças necessárias por giro do enxoval. Também é necessário conhecer características tais como a gramatura, a taxa de encolhimento, a resistência ao tipo de serviço etc. Essas informações podem compor a ficha técnica para o produto solicitado. A vantagem é poder realizar uma comparação técnica entre as ofertas dos fornecedores de têxteis para adquirir o melhor e o de mais baixo custo. Não o de preço mais baixo, mas, dos produtos com características iguais, qual o que tem a melhor condição de fornecimento. Isto é comprar o melhor com menor custo.

O enxoval é o conjunto de peças de roupas contabilizadas e utilizadas a serviço das instituições de hotelaria convencional, hospitais, lavanderias etc. É composto pelo enxoval novo, circulante e em costura. As circulantes ou "mudas" do enxoval são compostas por peças de roupa utilizada na hotelaria por tipo, formato, uso, cor, padrão, tamanho etc. A quantidade de mudas pode variar de acordo com o tipo e classificação do hotel, localização geográfica, período etc.

As mudas devem atender às necessidades da hotelaria em conforto e qualidade, assim como facilitar os procedimentos operacionais de troca de roupa. O número de mudas deve ser suficiente para atender à demanda sem perder a qualidade nem o tempo proposto como vida útil do enxoval. O número de mudas deve atender ao ciclo do enxoval nos EAS, conforme se mostra na figura 1.

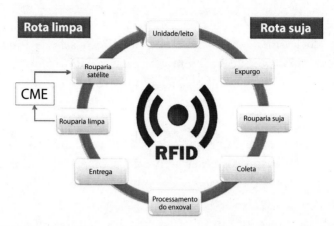

FIGURA 1 – Rota do enxoval hospitalar. Fonte: elaborada pelo autor.

O ciclo se apresenta em duas rotas: a suja e a limpa. A suja inicia após o uso da roupa, e a limpa, após a entrega da roupa processada pela lavanderia.

O enxoval atende à necessidade dos EAS para arrumação primária da unidade/leito e, após o uso, segue para o expurgo e para a rouparia suja sendo coletado (transportada se for terceirizado) para o processamento (lavagem).

Após o processamento é enviado para entrega, daí segue para a rouparia central limpa, para a reposição nas rouparias satélites e para as unidades/leitos, reiniciando o processo. As peças do bloco cirúrgico passam ainda pela etapa da Central de Materiais e Esterilização (CME), que faz o recebimento, a preparação dos LAPs[3], a esterilização e a guarda no Arsenal[4].

Além do número de mudas desse ciclo, é muito importante verificar a necessidade das trocas diárias do enxoval para os pacientes acamados com o objetivo de manter o paciente sempre em boas condições de conforto e higiene. Esse número pode variar mediante a complexidade e as especialidades dos EAS. O intervalo para o giro do ciclo pode ser o de 24 horas. O tempo econômico para processar um enxoval na lavanderia é de no mínimo 12 horas, sendo o de 24 horas o mais adequado. Portanto, o EAS deve estar estocado nas suas devidas rouparias (central e satélites) de enxoval suficiente para atender a esse ciclo de lavagem pela lavanderia.

---

[3] LAPs = termo que significa um *kit* de campos cirúrgicos preparados pela CME para cada tipo de cirurgia.
[4] Estoque de campos cirúrgicos esterilizados e pronto para uso na sala de cirurgia.

Introdução

Nesse ciclo não estão contabilizados o tempo de logística (coleta, transporte e entrega) que são tempos variáveis mediante as condições de clima, paralizações, trânsito etc.

Para dimensionar um enxoval hospitalar é necessário conhecer que existem variáveis programáveis (controláveis) e não programáveis (incontroláveis). As variáveis não programáveis e, por vezes, incontroláveis estão no ambiente externo e podem ocorrer por aumento repentino da necessidade de atendimento devido a epidemias, pandemias, desastres, interrupções logísticas etc.

Para facilitar o dimensionamento de um enxoval é conveniente propor a estratificação dos setores e métodos para as situações programáveis (cirurgias seletivas) e as de caráter não programáveis, tais como o atendimento emergencial e de urgência. Nossa sugestão é que se possa estabelecer a estratificação como meio de evitar alto estoque de mudas pelo simples somatório dos números de leitos existentes na unidade hospitalar.

Como exemplo, os setores como emergência e urgência têm menor número de leitos, mas apresentam maior necessidade de giro e consequentemente maior número de troca de mudas diárias. O giro aqui é incontrolável. Nos leitos de internações em unidades abertas, embora em maior número de leitos, a frequência de trocas de mudas por paciente é menor. O giro aqui é controlável na maioria dos leitos. O bloco cirúrgico é um dos exemplos de setores controláveis, pois parte das cirurgias é eletiva.

São diferentes variáveis para se dimensionar um enxoval hospitalar de forma que não haja falta ou que não se tenha excesso, desperdiçando recursos financeiros para estoque. Vejamos algumas das variáveis:

- Tipo de hospital: especialidades ou generalista.
- Tipo de atendimento: aberto ou seletivo.
- Tipo de especialidade: geral, maternidade, infantil, cardíaco, trauma etc.
- Tipo de complexidade: baixa, média ou alta.
- Técnicas de cirurgia: mais invasiva, menos invasiva.
- Localização geográfica: mais calor, mais frio, mais chuva, mais seco etc.
- Modelo de compra: por preço, por qualidade, doação.
- Tipo de lavanderia: terceirizada ou própria.
- Localização da lavanderia: maior ou menor do que 50km (ciclo de entrega).
- Nível de hotelaria: nenhum, baixo, mediano ou pleno com gestão direta.

Em uma visão geral das variáveis ainda é possível questionar outros pontos que podem se tornar fundamentais no dimensionamento e controle do enxoval hospitalar: o modelo de gestão, se público, privado, Organizações Sociais (OS) e a qualidade do enxoval. Neste estudo pretendemos apresentar um novo método de dimensionamento do enxoval hospitalar, agora desvinculado da complexidade e do tipo de hospital como preconiza o manual de processamento de roupas da vigilância sanitária – ANVISA.

Essa nova proposta tem como ponto de partida o nível de qualidade da hotelaria hospitalar implantada pelo hospital. Este estudo não pretende esgotar o assunto, nosso objetivo é propor um novo modelo que possa minimizar dúvidas e gerar informações de suporte na tomada de decisões sobre o dimensionamento do enxoval e que seja a mais racional possível reduzindo desperdícios e aumento de custos na aquisição, uso e descarte do enxoval.

2 Fibras Têxteis – Tecnologia e Qualidade

Um dos princípios da qualidade do dimensionamento do enxoval é a escolha das fibras têxteis que serão utilizadas pela unidade hospitalar[5]. A fibra têxtil é um elemento fundamental na tomada de decisão sobre qual a melhor composição para o uso do tecido e tem larga importância na elaboração do processo de lavagem de roupas. Os produtos químicos utilizados no processamento do enxoval na lavanderia são elaborados considerando as características das sujidades sobre esses tecidos. Para a química, o elemento fundamental é o átomo, e na área têxtil, a fibra.

Conforme a ABNT, as fibras classificam-se em duas principais divisões: as fibras naturais e manufaturadas (químicas). As classificadas como naturais dividem-se, de acordo com o reino de origens tais como vegetal, animal e mineral. As manufaturadas dividem-se em artificiais e sintéticas. As artificiais se originam de substâncias da natureza que são formatadas em fibras por fieiras. As sintéticas são sintetizadas e posteriormente transformadas em fibras. Define-se a fibra como um corpo de matéria de alto comprimento em relação ao seu diâmetro ou espessura ou largura.

ORIGEM DAS FIBRAS

As fibras manufaturadas (químicas) podem ser artificiais e sintéticas. No quadro 1 é possível verificar as fibras por grupos naturais e manufaturadas.

Segundo Prado[6] (s.d.) e o manual CLARAX[7] (s.d.), entre as características das fibras podem-se enunciar alguns pontos comuns como: grande compri-

---
[5] Manual para lavanderias, 2ª edição, 2016. Roberto Maia Farias e Maria Adelina Pereira.
[6] PRADO, João. I p. 9.
[7] CLARAX – p. 5.

QUADRO 1 – Fibras por grupos naturais e manufaturadas.

Fibras			
	Naturais	Vegetal	Abacá, algodão, cânhamo, caroá, coco, giesta, juta, linho, malva, paina (kapok), Phormium, ráfia, rami, sisal, tucum, sisal, pita
		Animal	Alpaca, angorá, bovinos, cabra, camelo, caxemira, catgut, coelho, lã, lhama, mohair, peixes, seda, teia de aranha
		Minerais	Amianto, crisotila, crocidolita, fibra de basalto
	Manufaturadas	Artificiais	Acetato, algínicas, cupro, fibra proteica, viscose de bambu, caseína, lyocel, modal, triacetato, viscose, metal etc.
		Sintéticas	Acrílicas (Crylor, Orlon), aramida, clorofibras (PVC), poliamidas (Nylon, Amni, Suplex), elastano, elastodieno, fluorofibra, modacrílica, poliamida, policarbamida, polychal, policloroeteno, policlorofluoretileno, polietileno, poliéster (Tergal, Terylene), poliestireno, polipropileno, politetrafluoretileno, poliuretano, poliálcool vinílico, policloreto de vinilideno, metálicas, fibras de carbono, fibra de cerâmica

Fonte: acervo do autor.

mento em relação ao diâmetro, espessura, maturidade, resistência à tração, elasticidade e flexibilidade, resistência à intempérie, porosidade, absorção à umidade, coloração, maciez, brilho, coesão, resistência às torções e flexões alternadas.

As fibras têxteis são, depois de produzidas, transformadas em fios e, posteriormente, em tecidos. Elas apresentam características que, dependendo, podem ser benéficas ou não a um determinado tipo de produto a ser aplicado, conforme apresentado no quadro 2.

Identificação das fibras

Segundo Castelli (2001, p. 244), as fibras podem ser identificadas por diversas maneiras: aspecto (microscopia), combustão e análise laboratorial (solubilidade em reagentes químicos).

Segundo Prado[8] (s.d.) e o manual CLARAX[9] (s.d.), as fibras apresentam algumas características básicas especiais que permitem a rápida identificação quando realizados ensaios de combustão, embora algumas possam apresentar

---
[8] PRADO, João. I Noções básicas de tecnologia e lavagem têxtil. p. 11.
[9] CLARAX – Idem p. 6, 7 e 8, São Paulo.

QUADRO 2 – Características das fibras naturais e das fibras manufaturadas ou químicas.

Fibras naturais	
Lã	Quente e confortável; excelente isolamento térmico; resistente ao amassamento; absorve bem a transpiração e a umidade; amarela e desbota quando exposta ao sol; baixa resistência ao atrito; atacada por traças, insetos e fungos; não resiste a produtos químicos alcalinos; exige precauções durante a conservação
Seda	Muito macia, leve e confortável; não provoca irritações na pele; baixa resistência; desbota quando exposta ao sol e à transpiração; não resiste a produtos químicos alcalinos; atacada por traças e insetos; exige muitos cuidados na lavagem e tratamento
Algodão	Macio e confortável; durável; resistente ao uso, à lavagem, à traça e insetos; lava-se com facilidade; tem tendência a encolher e a amarrotar; atacado por fungos; queima com facilidade; não resiste a produtos químicos de caráter ácido
Linho	Muito resistente e confortável; lava-se com facilidade; encolhe e amarrota com facilidade; atacado por fungos; queima com facilidade

Fibras manufaturadas ou químicas	
Viscose	Macia e agradável para o verão; absorve bem a umidade e a transpiração; resiste bem à luz e às traças; torna-se pouco resistente quando molhada; encolhe e amarrota com facilidade; sensível aos ácidos. Amarela e desbota com a transpiração; queima com facilidade
Poliamida	Leve e macia; não encolhe nem deforma; resistente aos fungos e às traças; de fácil tratamento e seca rapidamente; sensível à luz; tem tendência a reter poeira e sujeira; mancha com facilidade; não absorve umidade; aquece pouco; favorece a transpiração do corpo; encolhe com o calor; não resiste ao ácido clorídrico (muriático)
Poliéster	Boa resistência à luz e ao uso; não enruga; boa elasticidade; resiste à maior parte dos produtos químicos; de fácil tratamento e seca rapidamente; áspero; tendência a formar "bolinhas" (*pillings*) com o uso; desbota quando exposto ao sol; encolhe com o calor
Acrílico	Macio, leve e quente; não enruga; boa resistência à luz, às traças e à maior parte dos produtos químicos; não encolhe; de fácil tratamento; forma "bolinhas" (*pillings*) com o uso; sensível ao calor e a produtos químicos; queima com facilidade

Fonte: www.ipem.rn.gov.br/dicas_produtos_texteis.htm

resultados semelhantes, como a viscose e a modal, que têm combustão semelhante ao algodão. É fundamental verificar essas características antes de definir qualquer tipo de tratamento ou lavagem, pois temperatura e alguns produtos químicos podem ser danosos a determinados tipos de fibras.

Aspectos de identificação das fibras

Com relação aos aspectos, as fibras podem ser identificadas facilmente pelo tato em função das características próprias de cada uma, porém os novos e diversos processos aplicados na indústria podem, por vezes, dificultar sua definição, e somente por análise em laboratório poderão ser identificadas. Na lavanderia, esse trabalho é minimizado, pois os tecidos já estão identificados, facilitando assim o trabalho de identificação das fibras.

Segundo o manual CLARAX (s.d.), as principais características são apresentadas no quadro 3.

QUADRO 3 – Características de identificação das fibras.

Algodão	Tecelagem regular com grande absorção de umidade
Linho	Apresentam "nós" (flames) em alguns pontos; possui grande condutividade do calor
Lã	Suavidade, elasticidade e flexibilidade, tem facilidade para feltrar na lavagem
Seda	Tecido de grande resistência, finura e brilho similar à pérola
Viscose	Aspecto brilhante, grande absorção de umidade; perde resistência mecânica quando molhada
Acetato	Parecido com a seda, porém menos resistente que essa; dissolve-se com acetona
Poliamidas	Fibra sintética. Absorve mais umidade, por isso muito aplicada em roupas esportivas
Poliéster	Sedoso, possui grande resistência mecânica e química, na forma de linha para bordado tem alto brilho que é ótimo para a estética

Fonte: Manual CLARAX.

Características de combustão das fibras

Os ensaios feitos para a identificação da fibra podem ser realizados por uma fibra ou fio do tecido. Esses testes facilitam a identificação das fibras. É claro que esse procedimento não deverá ser realizado na lavanderia, pois o enxoval já vem da fábrica identificado.

No quadro 4 é possível verificar as principais características das fibras ao aproximar-se da chama. Essa forma de identificação não deve ser realizada fora dos laboratórios têxteis, requer técnicas de segurança e conhecimento. O risco é grave para ser praticado de forma amadora e por curiosidade.

QUADRO 4 – Comportamento ao aproximar-se das chamas.

Fibras	Comportamento
Amianto, celulósicas (naturais ou regeneradas), metálicas e fibra de vidro	Não fundem
Acetatos, acrílicas, borracha, elastanas, modacrílicas, multipolímeros, policloreto de vinila, policloreto de vinilideno, poliuretanos, triacetatos	Fundem
Poliamidas, poliéster e poliolefinas	Retraem e fundem
Fibras de flúor e proteicas	Retraem e queimam devagar

Fonte: Noções básicas de tecnologia e lavagem têxtil.

Segundo Prado[10] e o manual CLARAX[11], as fibras, quanto à combustão, reagem e apresentam as características apresentadas no quadro 5.

QUADRO 5 – Comportamento a combustão.

Fibras	Comportamento
Algodão	Inflama facilmente, praticamente não deixa resíduos, cheira a papel queimado
Linho	Idem algodão
Lã	Queima com dificuldade, deixa resíduos carboníferos e forte odor de cabelo queimado
Seda	Queima lentamente, deixa cinzas carboníferas com cheiro de pelo queimado
Acetato	Funde e exala odor de vinagre
Poliamidas	Retraem, fundem e exalam odor de salsa verde
Poliéster	Retrai, funde e exala odor de leite queimado

Fonte: Santista Têxtil. Noções básicas de tecnologia e lavagem têxtil.

---

[10] PRADO, João. I Noções básicas de tecnologia e lavagem têxtil. p. 12.
[11] CLARAX – Qualidade e tecnologia na lavagem de roupa. Lever Industrial. p. 6, 7 e 8, São Paulo.

FIOS: CARACTERÍSTICAS BÁSICAS

De acordo com o manual CLARAX[12] (s.d.), o fio é constituído por um conjunto de fibras em paralelo e que se mantém unidas após torção. A torção poderá ser em forma de "S" ou "Z". Segundo Prado[13] (s.d.), os fios classificam-se como mostrado no quadro 6.

QUADRO 6 – Tipos de fios.

Fios	Fiados	Fibras descontínuas; cardado ou penteado (convencionais)
	Open-end	Processo mais curto que o convencional
	Cru	Não recebe nenhum tratamento de beneficiamento, tal como alvejamento, tingimento etc.
	Tinto	Recebeu tingimento
	Singelo	Fio de um só cabo, sem retorção
	Retorcido	Fio formado pela torção de dois ou mais fios singelos, assim oferece mais resistência que os fios singelos
	Misto	Fio formado de duas ou mais matérias-primas de fibras diferentes
	Filamento	Fio contínuo obtido pelo processo químico. Pode ser monofilamento (similar a linha de pesca) ou multifilamento
	Outros	Fantasia

Fonte: Araújo, Fangueiro, Hong – Têxteis técnicos – materiais do novo milênio, Braga, 2000.

Esses tipos de fios oferecem ao tecido diferentes características de aspecto e de durabilidade, isto é, influem nos tipos de tratamentos que podem ser aplicados em lavanderia (Quadro 7).

TECIDOS: CARACTERÍSTICAS BÁSICAS

Segundo fabricantes têxteis[14] o tecido de tear plano se compõe de, no mínimo, dois grupos de fios, sendo que o primeiro constitui o urdume (sentido do comprimento do tecido), e o segundo, a trama (sentido da largura do tecido). Do entrelaçamento do urdume e da trama resulta o tecido plano. O entrelaça-

---

[12] CLARAX – Qualidade e tecnologia na lavagem de roupa. Lever Industrial. p. 5, São Paulo.
[13] PRADO, João. I Noções básicas de tecnologia e lavagem têxtil. p. 12
[14] PRADO, João. I Noções básicas de tecnologia e lavagem têxtil. p. 17.

QUADRO 7 – Fibras e comportamento na lavanderia. Comportamento das fibras têxteis *vs.* produtos químicos.

Tipo de têxtil / Produtos	Animal — Lã, seda	Vegetal — Algodão/linho	Artificiais — Viscose e acetato	Sintéticos — Poliéster/poliamidas/acrílicos
Ácidos diluídos	Ação insignificante	Ação insignificante	Destruição	Insignificante
Ácidos concentrados	Ação de destruição	Ação de destruição	Ação de destruição	Destruição das poliamidas
Álcalis diluídos	Ação de destruição	Sem ação	Sem ação	Não suportam bem
Álcalis concentrados	Ação de destruição	Ação de mercerização	Mercerização, brilho. Podem empapelar	Não suportam bem
Compostos clorados	Ação de destruição	Utilizar com precaução	Ação nefasta	Resistem, exceto o nylon
Exposição ao calor e combustão	Não suportam o calor. Queimam na combustão	Suportam o calor. Queimam na combustão	Suportam o calor. Queimam na combustão	Não suportam o calor. Fundem. Não inflamam
Exposição aos solventes	Podem ser utilizados	Sem ação	Ação de destruição	Não sofrem nenhuma ação

Fonte: acervo e adaptação do autor.

mento desses fios é denominado de armação ou ligamento. A armação têxtil, também conhecida como ligamento, representa a forma que os fios de urdume e trama se entrelaçam, graficamente se representa esses entrelaçamentos pela padronagem (Figura 2).

CLASSIFICAÇÃO DOS TECIDOS

Os tecidos são classificados em três tipos básicos de armação: a tela ou tafetá, que é a armação mais simples; a sarja, que apresenta diagonais em relevo; e o cetim, que apresenta uma superfície lisa e brilhante. Além dos tecidos planos, têm-se os tecidos de malha que podem ser classificados em malha por trama

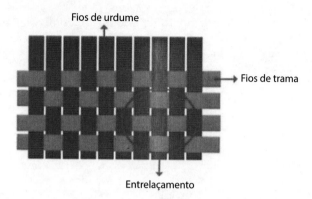

FIGURA 2 – Armação têxtil. Fonte: Prado, João. Noções básicas de tecnologia e lavagem têxtil.

e malha por urdume. Em relação aos tecidos planos, diferenciam-se por ser formados por um único grupo de fios, ou de urdume ou de trama.

A grande vantagem do uso das malhas é sua alta flexibilidade, porém por usar fios com menor torção pode gerar o aparecimento de *pillings* (bolinhas) devido ao atrito, seja do uso, seja da lavagem. Em geral, pode-se recomendar que o tempo de lavagem para malhas e também a intensidade da agitação sejam mais reduzidos do que esses fatores aplicados aos tecidos planos. De acordo com o manual CLARAX[15] (s.d.), os principais tipos de tecidos são apresentados no quadro 8.

QUADRO 8 – Tipos de tecidos.

Tecidos	Malhas	Meia-malha, piquet, moletom, ribana, interlock, renda
	Tecidos planos	Tafetá, sarja, cetim, brim, calico, cambraia, chita, cretone, cotim, damasco, denim, entretela, lona, matelassê, organdi, percal, raso do reino, raso turco, veludo
	Nãotecido	TNT, geotêxteis, feltro, entretelas
	Peles	Camurça

Fonte: Araújo, Fangueiro, Hong – Têxteis técnicos – materiais do novo milênio, Braga, 2000.

As malhas têm diferentes ligamentos dependendo da forma de tecimento, do tipo de máquinas utilizadas na sua obtenção e com isso diferentes produtos podem ser gerados.

---

[15] CLARAX – Qualidade e tecnologia na lavagem de roupa. Lever Industrial. p. 5, São Paulo.

Fases da produção dos tecidos

O tecido, depois do tecimento, seja plano ou malha, deve passar por diversas fases[16] de beneficiamento de acordo com o tipo de aplicação e da necessidade do mercado, conforme apresentado no quadro 9.

QUADRO 9 – Fases de beneficiamento dos tecidos.

Fases do tecido	Descrição do beneficiamento
Tecido cru	Tecido como sai do tear, sem nenhuma operação de beneficiamento
Tecido purgado	Tecido tratado com a lavagem para a eliminação da goma e das impurezas naturais das fibras
Tecido mercerizado	Tecido submetido a um banho rápido de soda cáustica para o aumento do brilho e da absorção do corante
Tecido alvejado	Tecido tratado por processo de branqueamento químico, cuja finalidade é eliminar os resíduos ou pigmentos naturais da fibra
Tecido alvejado oticamente	Tecido alvejado tratado com uma substância que aumenta a reflexão da luz na faixa do azul e do violeta, esse branqueador ótico age como um corante de "branco mais branco"
Tecido tinto	Tecido produzido com fio natural sem tingimento e tinto após a tecelagem, pode ser tinto em peças em processo contínuo ou descontínuo
Tecido fio tinto	Tecido produzido com o fio já tinto, a exemplo listrados e xadrezes ou jacquard
Tecido estampado	Tecido produzido e posteriormente impresso (impressão e fixação) com motivos em uma ou mais cores

Fonte: Prado, João Noções básicas de tecnologia e lavagem têxtil.

No beneficiamento se aplicam os corantes que podem influir na durabilidade da peça durante as lavagens. Os corantes têxteis são classificados pela forma de aplicação, a exemplo o **corante direto** tem esse nome, pois são aplicados diretamente nas fibras, fios, tecidos e peças confeccionadas, sem uma reação química prévia. O **corante a tina**, que resiste ao cloro, tem esse nome porque antes do tingimento é reagido com substâncias que aumentam sua solubilidade na água, permitindo uma aplicação perfeita no substrato.

---
[16] PRADO, João. I Noções básicas de tecnologia e lavagem têxtil. p. 21.

No quadro 10 temos os exemplos de alguns tipos de corantes.

QUADRO 10 – Fases de beneficiamento dos tecidos.

Corantes	Tecidos
Diretos	Aplicam-se a algodão, linho, viscose, rami etc.
Reativos	Aplicam-se a algodão, viscose, lyocel, modal, linho etc.
À tina	Aplicam-se a algodão, linho, rami etc.
Ácidos	Aplicam-se a lã, seda, poliamida etc.
Básicos	Aplicam-se a acrílico, modacrílica etc.
Dispersos	Aplicam-se a poliéster, acetato, poliamida

Fonte: Prado, João. Noções básicas de tecnologia e lavagem têxtil.

Propriedade dos tecidos

Os tecidos apresentam algumas propriedades que podem ser naturais ou adquiridas, de acordo com o tipo de processo ou tratamento efetuado[17]. As principais propriedades são apresentadas no quadro 11.

QUADRO 11 – Propriedades dos tecidos.

Propriedades do tecido	Descrição do beneficiamento
Alongamento	Aumento do comprimento que a fibra sofre quando submetida a esforço
Comportamento ao calor	Reação da fibra quando submetida à fonte de calor
Comportamento aos ácidos	Característica da reação ou não da fibra a tratamentos ácidos
Comportamento aos álcalis	Característica da fibra de ser ou não atacada por álcalis
Comportamento aos oxidantes ou redutores	Reação ou não da fibra a tratamentos com oxidantes ou redutores
Comprimento	Dimensão linear do tecido, sua metragem
Largura	Dimensão transversal ao comprimento ou a outrela e a ourela
Condutividade térmica	Capacidade para conduzir ou não calor
Cor para fibras	As fibras naturais dependem dos processos agronômicos. As fibras químicas dependem do processo e do corante na fibra

---

[17] PRADO, João. I Noções básicas de tecnologia e lavagem têxtil. p. 20.

Propriedades do tecido	Descrição do beneficiamento
Densidade da fibra	Relação de massa e volume, peso em gramas por metro quadrado (g/m^2)
Densidade dos fios	É a quantidade de fios (urdume e trama) por centímetros (fios/cm) ou batidas de trama/cm
Densidade (pol. quadrada)	É a soma dos fios da trama e do urdume por in^2 (180 fios, 300 fios etc.)
Elasticidade	Capacidade de recuperar, total ou parcialmente, seu comportamento inicial, após cessação da força que a retornava
Eletricidade estática	Acumulação de elétrons por atrito. Pode gerar risco de incêndio
Fiabilidade	Propriedade que define a capacidade de a fibra ser transformada em fio
Finura	Espessura ou diâmetro da fibra
Flamabilidade	Capacidade da fibra de resistir à propagação da chama
Flexibilidade	Capacidade de a fibra dobrar-se a pequenos esforços
Gramatura	Peso especificado em gramas por metro quadrado (g/m^2)
Higroscopicidade	Propriedade das fibras têxteis para absorver a umidade do ar
Hidrofilidade	Propriedade das fibras para absorver água (o algodão da toalha de banho)
Impermeabilidade	Propriedade para repelir a água, obtida por meio de tratamento químico
Maturidade	Característica referente às fibras naturais na época de colheita e corte
Mercerização	Processo químico que proporciona ao algodão brilhos naturais, permanentes e maior resistência
Morfologia	Vistas longitudinal e transversal que caracterizam a forma da fibra
Natureza	Refere-se à sua classificação como matéria-prima de fibras
Ponto de amolecimento	Temperatura na qual a fibra torna-se plástica; importante na passadoria
Ponto de fusão	Temperatura na qual a fibra passa do estado sólido para o pastoso
Porosidade	Quantidade de perfurações ou fissuras na superfície da fibra

(*Continua*)

QUADRO 11 – Propriedades dos tecidos. (*Continuação*).

Propriedades do tecido	Descrição do beneficiamento
Regain	Percentual de água que o material possui em relação ao seu peso seco Usado para regular a umidade na comercialização
Resiliência	Propriedade dos tecidos em voltar a sua forma inicial após terem sido amassados ou comprimidos. A fibra de poliéster é um exemplo
Resistência a fungos e pragas	Característica da reação ou não a fungos e insetos
Resistência a intempéries	Comportamento das intempéries (chuva, sol, vento, luz artificial etc.)
Resistência à ruptura	Força suportável até a ruptura, essa força é aplicada no sentido longitudinal
Resistência à tração	Resistência mecânica (em kg/cm) expressa em kgf/cm ou daN[18]
Resistência à abrasão	Capacidade dos tecidos serem desgastados ou desgastarem quando submetidas à abrasão
Resistência biológica	Conceito de bacteriostático, bactericida e antibacteriano
Rigidez	Capacidade da fibra de resistir à flexão
Tenacidade	Força por unidade necessária para romper (gt/tex ou N/tex)
Tendência ao pilling	"Bolinhas" que surgem nos tecidos por abrasão durante o uso ou fabricação
Termoplasticidade	Propriedade para adquirir e manter formas quando submetidas a temperaturas elevadas, como, por exemplo, retenção do vinco
Tingibilidade	Característica de tingimento e reações a corantes
Umidade	Percentual de água que o material possui em relação ao seu peso úmido

Fonte: Prado, João. Noções básicas de tecnologia e lavagem têxtil.

O uso de tecidos tem como objetivo tornar seguro e confortável o ambiente do qual ele se destina. O principal uso está no ambiente da hospedagem, tanto na hotelaria convencional como hospitalar. Tem-se o desejo de sempre manter

---

[18] D (Deca): Prefixo com origem grega que significa e representa o numeral dez, e Newton é uma unidade de força do Sistema Internacional de Medidas que equivale a cerca de 1 quilograma força. Ou seja, um deca-Newton, ou daN, é igual a dez Newtons que representa 1,0197 kgf (quilograma força).

as características do tecido no momento da compra, preservando beleza, cor, maciez, resistência e conforto. Uma das formas de manter por longo período essas características está na identificação adequada dos tecidos ao objetivo e no processo de lavagem da roupa, como se pode apresentar nos quadros 12 a 15.

QUADRO 12 – Fibras: comportamento em relação a ação mecânica, química e temperatura na lavanderia 1.

Tipo de Fibra	Sensibilidade mecânica	Produto de lavagem	Temperatura °C de lavagem	Secagem ou calandra
Algodão, linho, juta, sisal, rami	Pouco sensível	Todos os tipos	Até 90°C	175-200°C
Viscose, acetato, vinílica	Sensível	Neutro	Fria	Até 120°C
Lã, seda, nylon (poliamida)	Sensível	Neutro	Até 35°C	Até 80°C
Poliéster[19], acrílica, poliolefina	Sensível	Todos os tipos	Até 70°C	Até 140°C

Fonte: acervo do autor.

QUADRO 13 – Fibras: comportamento em relação ao tempo de processamento e relação de carga na lavagem

Tipo de fibra	Relação de carga	Pré-lavagem (tempo)	Relação de flotagem	Lavagem (tempo)	Tratamento posterior
Algodão, linho, juta, sisal, rami	1:10	10-15 minutos	1:5	15-20 minutos	Secador, calandra, prensa.
Viscose, acetato, vinílica	1:20	Máx. 10 minutos	1:10	Máximo 10 minutos	Calandra[20], prensa[21]
Lã, seda, nylon (poliamida)	1:20	–	1:10	Máximo 10 minutos	Prensas[22] Manequim Secadores
Poliéster[23], acrílica, poliolefina	1:8	10-15 minutos	1:8	10-15 minutos	Prensas[24] Manequim Secadores

Fonte: acervo do autor.

---

[19] 100% poliéster.
[20] Velocidade de calandragem mais alta – sem secagem prévia.
[21] Tempo de prensagem mais curto – sem secagem prévia.
[22] Deixar escorrer durante cerca de 10 minutos ou centrifugar rapidamente.
[23] 100% poliéster.
[24] Deixar escorrer durante cerca de 10 minutos ou centrifugar rapidamente.

As diversas recomendações devem-se aos inúmeros tipos de fibras e tecidos existentes, conforme mostra o quadro 14.

QUADRO 14 – Vocabulário dos têxteis.

Exemplo de apresentação dos materiais têxteis	Fibra têxtil, fio têxtil, tecido têxtil, tecelagem, malharia, tecido não tecido (TNT), beneficiamento, tingimento, têxteis técnicos, padronagem, rapport, jacquard, tricô, crochê, tapeçaria, renda, patchwork, quilting, corda

Fonte: Araújo, Fangueiro, Hong – Têxteis técnicos – materiais do novo milênio, Braga, 2000.

Em química, o elemento fundamental é o átomo, e na área têxtil, a fibra. Define-se esse elemento como um corpo de matéria de alto comprimento em relação ao seu diâmetro ou espessura ou largura.

TECIDOS E NORMAS TÉCNICAS

Para Maria Adelina Pereira[25], *as normas técnicas devem ser utilizadas como bússolas na aquisição do enxoval* da hotelaria convencional ou hospitalar. A composição é uma característica que contribui para o conforto e a segurança sanitária. Tecidos de algodão são menos resistentes e absorventes do que tecidos compostos com fibras sintéticas, porém, deve-se considerar na unidade hospitalar o conforto ao paciente e usuários.

A Associação Brasileira de Normas Técnicas (ABNT) classifica o enxoval hospitalar como T 1 (avental, bota, camisola); T 2 (felpudos); T 3 e T4 (campos cirúrgicos e sacos hamper); T 5 (cobertor); T 6 (lençóis, fronhas, pijamas) e; T 7 (colchas). As peças podem ser 100% de algodão (T 1; T 2; T 3; T 4 e T 7), o T 5 e o T 6 podem ser mistos (algodão 50%/poliéster 50%).

A hotelaria convencional pode utilizar tecidos mistos para a maioria do enxoval. A vantagem é a qualidade na passadoria. Também são mais leves e resistentes ao uso contínuo.

Nas salas cirúrgicas, para campos cirúrgicos, usam-se em especial os tecidos de 100% algodão, pois o poliéster limita o uso de certos equipamentos hospitalares, tais como bisturi elétrico (o poliéster não descarrega a eletricidade estática) e absorve a gordura (suor, pomadas e cremes) que promove manchas que são difíceis de remoção.

---

[25] Superintendente do Comitê Brasileiro de Têxteis e do Vestuário (ABNT/CB-17).

Os tecidos selecionados devem atender aos padrões exigidos pela ABNT. Existem inúmeras diretrizes para contribuir na decisão de compras do enxoval, conforme algumas citadas no quadro 15.

QUADRO 15 – Terminologia e Norma ABNT dos têxteis. – Comissão de Estudo (CE-17:100.01)

NORMAS	Descrição da Terminologia e normas da simbologia têxtil
ABNTNBR 12744	Fibras têxteis – Classificação
ABNT NBR 13538	Identificação de fibras têxteis
ABNT NBR 13316	Artigos hospitalares – Terminologia
ABNT NBR 13350	Artigos têxteis hospitalares – Determinação da presença de amido
ABNT NBR 13433	Artigos têxteis hospitalares – Determinação do pH em têxteis
ABNT NBR 13546	Roupas hospitalares – Terminologia
ABNT NBR 13734	Roupa hospitalar – Características
ABNT NBR 14027	Roupa hospitalar – Confecção de campo simples
ABNT NBR 14028	Roupa hospitalar – Confecção de campo duplo
ABNT NBR 11741/1977	Tecido de algodão para roupa de cama
ABNT NBR 12855/1993	Tecidos felpudos e aveludados – Terminologia
ABNT NBR 12956/1993	Tecidos felpudos e aveludados acabados – Alteração dimensional após lavagem em lavadora doméstica automática
ABNT NBR 12849/1993	Tecidos felpudos e aveludados confeccionados – Determinação das dimensões
ABNT NBR 12851/1993	Tecidos felpudos e aveludados – Determinação da proporcionalidade entre fio de felpa e fio de fundo
ABNT NBR 12854/1993	Tecidos felpudos e aveludados – Construção e tipos
ABNT NBR 12853/1993	Tecidos felpudos e aveludados – Determinação da hidrofilidade
ABNT NBR 13040/1993	Roupões felpudo e aveludado – Determinação das dimensões
ABNT NBR 13152/1994	Materiais têxteis – Métodos de lavagem e secagem de artigos felpudos e aveludados acabados, em máquina doméstica automática
ABNT NBR 13453/1995	Lençol e fronha em tecido plano – Determinação das dimensões
ABNT NBR 13352/1995	Lençol e fronha para uso doméstico em tecido plano de algodão, poliéster e algodão/poliéster – Tolerância da alteração dimensional após lavagem

(Continua)

QUADRO 15 – Terminologia e Norma ABNT dos têxteis. – Comissão de Estudo (CE-17:100.01) (*Continuação*).

NORMAS	Descrição da Terminologia e normas da simbologia têxtil
ABNT NBR 13748/1996	Tecido felpudo – Determinação da resistência ao corrimento do fio de felpa
ABNT NBR 13550/1996	Artigo de banho e copa em tecido felpudo e aveludado – Hidrofilidade
ABNT NBR 13995/1997	Materiais têxteis – Determinação do desvio de trama em tecidos planos

Fonte: ABNT – acervo do autor.

Essas normas ou outras normas (não citadas) podem ser solicitadas à ABNT (www.abntcatalogo.com.br).

A seleção na aquisição pode garantir a vida útil do enxoval em conformidade com o custo planejado das diárias e procedimentos hospitalares clínicos e cirúrgicos. A adequação e a composição contribuem para o conforto. A composição e o ciclo de lavagem contribuem para a redução dos custos de reposição e desgastes do uso e na lavagem.

A ABNT normatiza ensaios como determinação da gramatura, fricção e resistência à tração. O controle da resistência aos danos é uma medida de gestão do enxoval. A tabela (padrão internacional) WKF[26] (Wisal-Kamal-Fabrics) ou TNO[27] estabelece padrões da perda da resistência à tração após 20 (WKF) e 25 (TNO) lavagens (parâmetros do IFI), hoje DLI[28].

As normas orientam a padronização dos produtos e suas formas de garantia da qualidade na aquisição do enxoval. A aquisição do enxoval deve atender à quantidade suficiente para suprir as necessidades das instituições hoteleira, hospitalar, moteleira etc.

O enxoval têxtil é um produto de convivência cotidiana. Todo dia tocamos em materiais têxteis, em casa, no transporte (carro, trem, avião, ônibus, barcos, navios etc.), no escritório, nos hotéis, nos restaurantes, nos hospitais, nos motéis, nas clínicas e outros estabelecimentos. É difícil pensar o mundo sem os produtos têxteis, mesmo num suposto campo de nudismo, seriam necessários lençóis, toalhas, cortinas etc.

---

[26] www.wkf.com.pk (acesso em 24/06/2013).
[27] www.tno.nl/index.cfm (acesso em 01/06/2013).
[28] www.dlionline.org (acesso em 24/06/2013).

No contexto da hospedagem, seja ela convencional ou hospitalar, diariamente convivemos com materiais têxteis. É difícil pensar o mundo sem os produtos têxteis. Não se pode imaginar qualquer estabelecimento de saúde, seja consultório odontológico, seja farmácia ou hospital de mais alta tecnologia, em todos os produtos feitos de fibras têxteis são essenciais, desde um simples algodão hidrófilo até um fio de sutura de alto desempenho.

Na área de saúde, têm-se os têxteis utilizados nos tratamentos dos pacientes que são aplicados internamente durante atos cirúrgicos (suturas, compressa, campo operatório etc.), têm-se os têxteis hospitalares que também são aplicados em tratamentos de saúde (esparadrapo, fitas cirúrgicas, curativos etc.), porém de uso externo ao paciente. Por fim e não menos importante, tem-se o enxoval do hospital que abrange a rouparia de profissionais, pacientes, roupas de cama e banho etc.

Não só a durabilidade e o conforto são importantes para a aprovação desses materiais têxteis em saúde, mas também tem-se a maior preocupação de que sejam materiais com capacidade de serem desinfetados com garantia para evitar a contaminação cruzada. A lavanderia do hospital tem uma enorme responsabilidade com os pacientes, profissionais de saúde e profissionais em geral que atuam no estabelecimento hospitalar, estejam eles em contato ou não com os pacientes.

Para obter a melhor qualidade com bom desempenho no uso e atingir a desinfecção adequada, têm-se parâmetros oferecidos pelas normas brasileiras para têxteis hospitalares.

Como toda norma técnica, a ABNT parte de uma comissão de estudos com especialistas do assunto representados sempre por três grupos: produtores, consumidores e neutros. Dependendo da norma em projeto, o grupo pode variar muito de participantes, porém sempre com representantes dessas três partes. A exemplo no desenvolvimento da norma de gaze, os produtores são diferentes da comissão de estudo para a norma de aventais.

Os consumidores para produtos têxteis hospitalares normalmente são enfermeiras de centros cirúrgicos, fisioterapeutas, pregoeiros, chefes de almoxarifado de hospitais, os neutros são representados especialmente por laboratórios de serviços de ensaios de qualidade e/ou de pesquisa, também escolas podem participar como neutros.

Quando a qualidade não tem quantidade suficiente pode gerar danos pela alta taxa de utilização em curto período de tempo. Quando a quantidade é suficiente, mas a qualidade é baixa também existirão desperdícios e prejuízos. Essas formatações ocasionam prejuízos no curto, médio e longo prazo. A gestão do enxoval é muito mais do que somente comprar, usar e descartar peças de roupa por danos ou lamentar-se pelas evasões.

A hotelaria convencional ainda não dispõe de normas específicas para seu tipo de enxoval. Pode se guiar, como sugestão, pelas normas aplicadas aos têxteis hospitalares tais como as do quadro 15.

A aquisição do enxoval deve atender à quantidade suficiente para suprir as necessidades da instituição de hotelarias convencional, hospitalar, moteleira etc.

Na área do turismo e hospitalidade, os têxteis são utilizados para atender com máximo conforto e segurança aos hóspedes e visitantes nos seus mais variados momentos. O enxoval é um item de larga intimidade entre o hotel e o hóspede. São lençóis, fronhas, toalhas de banho, cortinas, tapetes, almofadas, toalhas de restaurantes, guardanapos etc. Tudo em busca da satisfação plena durante a hospedagem.

Os estabelecimentos hoteleiros, assim como os hospitais buscam os pilares do conforto, da segurança para seus clientes e da durabilidade do enxoval como resultado financeiro.

A lavanderia do hospital tem enorme responsabilidade com os pacientes, profissionais de saúde e profissionais em geral que atuam no estabelecimento hospitalar, estejam eles em contato ou não com os pacientes. Para obter a melhor qualidade com bom desempenho no uso e atingir a desinfecção adequada, têm-se parâmetros oferecidos pelas normas brasileiras para têxteis hospitalares.

Para a hospedagem na hotelaria convencional, a maior preocupação é que esses materiais possam ser facilmente lavados e se mantenham por longo tempo em condições de uso em conformidade com as principais características das normas da ABNT.

SIMBOLOGIA E ETIQUETAS TÊXTEIS

Segundo Jakobi e Löhr (1987, p. 202), o uso de etiquetas nos tecidos e peças tem como fundamento sua proteção em relação ao uso e à lavagem. Essa simbologia deverá ser fixada nos tecidos e peças de vestuários vendidos e servem como guia de lavagem e manuseio.

Segundo ainda o autor, a *European Economic Community* (ECC) – Comunidade Econômica Europeia (CEE) –, agindo em defesa do consumidor, adotou um sistema de símbolos e rótulos para tecidos e são marcas registradas, protegidos e adotados internacionalmente pela *Groupement International d'Etiquetage pour l'Entretien des Textiles* (GINETEX). Na Alemanha, a marca é registrada pela *Arbeitsgemeinschaft Pflegekennzeiche fur Textilien in der Bundesrepublik Deutschland*, que é membro da GINETEX. Esses símbolos não representam a qualidade dos produtos e devem ser colocados em etiquetas permanentes, podendo ser produzidos por tecelagem, estampagem ou outros meios. Os pictogramas são marcas registradas e propriedades da GINETEX, podendo ser utilizados pelos países[29] membros representativos da indústria têxtil. Tem por objetivo passar informações corretas sobre os principais cuidados com os tratamentos de lavagem e a redução de possíveis e irreversíveis danos provocados aos artigos têxteis. A GINETEX foi fundada em Paris em 1963, após vários Simpósios Internacionais de Rotulagem Têxtil no final da década de 1950, criando os símbolos internacionalmente aplicados e descritos como SÍMBOLOS DE CUIDADOS TÊXTEIS. Os símbolos não podem ser emitidos ou utilizados sem um contrato de licença especial com a GINETEX. Violações podem levar a sanções judiciais. As empresas comerciais (atacadistas, importadores etc.) são obrigadas a rotular os produtos de acordo com as diretrizes da GINETEX.

Segundo Jakobi e Löhr (1987, p. 202), nos Estados Unidos a situação é diferente das condições de lavagem em relação à Europa, enquanto o Japão define sujidades classificando-as em apenas três categorias: leve, normal e pesada, não utilizando os símbolos. Os símbolos auxiliam o processamento da lavagem de roupas, pois definem alguns procedimentos operacionais com relação à resistência dos produtos têxteis. As informações contidas devem ser claras, objetivas e verdadeiras para os consumidores e principalmente para as lavanderias que são responsáveis pela qualidade e cuidado com esses artigos.

A norma da ABNT NBR NM ISO 3758, Símbolos para Conservação de Artigos Têxteis, estabelece o sistema de símbolos gráficos, para ser usado na etiquetagem de artigos têxteis. Esse sistema requer a cooperação dos fabricantes de fibras têxteis, produtos e lavanderias.

---

[29] Alemanha, Áustria, Bélgica, Brasil, Dinamarca, Eslovênia, Espanha, Finlândia, França, Grécia, Itália, Países Baixos, Portugal, Reino Unido, República Checa, Suíça, Tunísia, Turquia.

Porém mesmo com todas essas informações de redução dos riscos de danos aos têxteis, as etiquetas não é uma garantia da qualidade têxtil, pois algumas etiquetas não se figuram com a clareza necessária e mostram informações simplistas (incompletas, não adequadas ou não recomendadas) para uma completa avaliação da redução do risco no processo da lavagem de um determinado tipo de artigo.

A lavanderia deve expandir essas informações (símbolos têxteis) para seus clientes (internos e externos) em locais visíveis como fonte de informações para garantir de isenção de responsabilidade sobre danos no enxoval. A lavanderia deve utilizar, como regra para isenção dos riscos da lavagem as informações constantes na etiqueta têxtil da peça de roupa.

Exemplificando: incluir nos rols a declaração:

> A lavanderia executará a lavagem em acordo com as recomendações contidas na etiqueta têxtil. Não poderá ser responsável por danos provocados caso as informações não estejam corretamente impressas na etiqueta da roupa.

Pode representar a isenção da responsabilidade sobre danos que possam ocorrer no enxoval ou peça lavada. A lavanderia deve prestar o serviço mediante orientações contidas nas informações dos símbolos da etiqueta têxtil independente se corretas ou não. A conformidade do serviço, mediante as recomendações, garante a lavanderias isenções punitivas (em físico ou financeiro) sobre os danos provocados nos artigos têxteis.

Os produtos têxteis de procedência nacional ou estrangeira deverão apresentar, obrigatoriamente, na etiqueta as informações: razão social e identificação fiscal do fabricante nacional/importador, conforme o caso; razão social ou Marca Registrada ou nome de fantasia do fabricante/importador no órgão competente do país de consumo (por extenso sem abreviações); o país de origem. Exemplo: produzido no Brasil ou fabricado no Brasil ou feito no Brasil ou só Brasil (não abreviar); a indicação do nome das fibras ou filamentos e sua composição expressa em percentual; o tratamento de cuidado para conservação (ABNT NBR NM ISO 3758); uma indicação de tamanho e o CNPJ do fabricante. A figura 3 apresenta os símbolos[30] de lavagem que, segundo a GINETEX, devem conter:

---

[30] http://www.ginetex.net/labelling/care-labelling/care-symbols/

Fibras Têxteis – Tecnologia e Qualidade

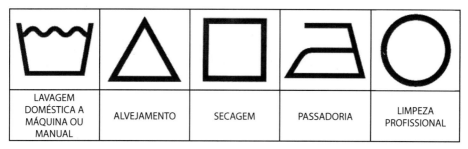

FIGURA 3 – Símbolos de lavagem da Norma ABNT NBR NM ISO3758.

A norma ABNT NBR NM ISO 3758, Símbolos para Conservação de Artigos Têxteis, instituída em 1994, estabelece o sistema de símbolos gráficos, para ser usado na etiquetagem de artigos têxteis. Esse sistema requer a cooperação dos fabricantes de fibras têxteis, produtos e lavanderias.

Os símbolos de lavagem, segundo a GINETEX, devem conter:

Símbolos de cuidados para conservação de artigos têxteis na lavagem

A tina simboliza o tratamento doméstico de lavagem pelo processo manual ou mecânico. É usada para transmitir informações referentes à temperatura máxima de lavagem, bem como os demais processos de lavagem, como mostrado na figura 4.

Símbolos de cuidados para conservação de artigos têxteis na lavagem profissional a seco

O círculo simboliza a limpeza a seco e os processos de limpeza a úmido para artigos têxteis (excluindo couro genuíno e peles) são executados por profissionais. Fornece informações relativas a diferentes processos de limpeza (Figura 5). O uso do símbolo de limpeza a úmido deve ser opcional.

As letras no interior do círculo fornecem informações sobre os solventes que são indicados durante o processo de lavagem. A barra abaixo do círculo indica que certas limitações do processo de limpeza a seco são necessárias. Estes podem referir ação mecânica, adição de umidade ou temperatura de secagem. Ao escolher o processo de limpeza é necessário verificar as características dos têxteis e o grau de sujidade.

Lavar a mão a temperatura entre 30°C e 40°C. Dissolva um detergente fino em bastante água. Deixe os tecidos flutuarem na solução e agite cuidadosamente. Não esfregue, puxe e torça. Em seguida, enxágue bem os tecidos, pressione a água supérflua com cuidado e puxe para a forma. Trate rapidamente as peças coloridas e sensíveis e não deixe-as molhadas.

Lavagem fina suave.

Para artigos em modal, viscose, poliacril, poliéster e poliamida. Reduza a quantidade de roupa. Selecione um programa de lavagem adequado. Evite girar ou gire por curtos períodos apenas para minimizar o risco de vincar.

Lavagem a 40°C.

Ciclo de lavagem, por exemplo, para artigos de cor escura feitos de algodão, poliéster, tecidos mistos etc.

Lavagem por fervura a 95°C. Artigos em algodão ou linho, branco, adequados para ferver, tingidos ou impressos. Encha o tambor completamente. Defina um programa de lavagem adequado (ciclo de lavagem normal). Faça um pré-tratamento de manchas que não foram removidas.

Não lavar. Os artigos marcados desta forma não devem ser lavados. Eles podem ser sensíveis a qualquer tipo de tratamento úmido ou ser inadequados para serem lavados em uma máquina de lavar doméstica devido ao seu tamanho.

FIGURA 4 – Processos de lavagem.

Lavagem a seco profissional em: percloroetileno, hidrocarbonetos (benzinas pesadas). Processo normal de limpeza sem restrições. Os removedores de manchas comerciais à base de solvente podem ser usados com algumas restrições. Um julgamento de uma parte oculta do artigo é aconselhável antecipadamente.

Lavagem a seco profissional em percloroetileno. Processo de limpeza suave com limitação estrita de umidade adicionada e/ou ação mecânica e/ou temperatura. Os removedores de manchas comerciais à base de solvente podem ser usados com algumas restrições.

Lavagem a seco profissional em: hidrocarbonetos. Processo de limpeza suave com limitação estrita de umidade adicionada e/ou ação mecânica e/ou temperatura. Não podem ser usados removedores de manchas comerciais à base de solvente.

Não lave a seco. Não é permitida a lavagem a seco profissional. Não use removedores de manchas que contenham solventes.

FIGURA 5 – Símbolos de cuidados para conservação de artigos têxteis na lavagem profissional a seco.

Símbolos de cuidados para conservação de artigos têxteis na lavagem *Wet Cleaner*

A limpeza *Wet Cleaner* é utilizada para artigos que podem ser tratados em água por um processo úmido. As exigências colocadas sobre o equipamento não são possíveis de serem realizadas em máquinas lavadoras convencionais. Os símbolos estão ordenados após os da limpeza a seco (Figura 6).

Limpeza profissional úmida muito suave.
Técnicas de limpeza úmida para tecidos muito sensíveis com ação mecânica muito reduzida.

Limpeza úmida profissional moderada.
Técnica de limpeza úmida para tecidos sensíveis com ação mecânica reduzida.

Limpeza profissional úmida muito suave.
Técnicas de limpeza úmida para tecidos muito sensíveis com ação mecânica muito reduzida.

Não é permitida a lavagem com *WET CLEANER*.

FIGURA 6 – Limpeza *Wet Cleaner*.

Símbolos de cuidados para conservação de artigos têxteis no alvejamento

O triângulo simboliza o processo de alvejamento, como mostrado na figura 7.

Símbolos de cuidados para conservação de artigos têxteis na passadoria

O ferro simboliza a passadoria com ferro doméstico e a prensagem, com ou sem vapor. A temperatura máxima é indicada por um, dois ou três pontos inseridos dentro do símbolo (Figura 8).

Qualquer alvejante permitido.
O triângulo vazio é o símbolo para cloro e alvejante de oxigênio.

Somente alvejante de oxigênio permitido.
O triângulo com duas linhas oblíquas indica que alvejante de oxigênio (contido em detergentes universais) é permitido, mas não alvejante com cloro.

Não utilizar alvejante.
O triângulo com uma cruz diagonal (Cruz de Santo André) indica que o branqueamento não é permitido. Use apenas detergente sem alvejante.

FIGURA 7 – Processo de alvejamento.

Ferro à temperatura máxima de 200ºC. Correspondente ao ajuste "Algodão/linho"; Passar enquanto úmido; se necessário umedeça; peças brilhantes ou sensíveis à pressão devem ser passadas com pano ou do avesso. Um ferro a vapor pode ser usado.

Ferro a temperatura moderada máxima de 150ºC. Correspondente ao ajuste "lã/seda/poliéster/viscose": passe a ferro sob um pano intermediário moderadamente úmido. Um ferro a vapor pode ser usado. Evite muita pressão. Algodão/lã/seda/mistos de poliéster.

Engomar a baixa temperatura de 110ºC. As peças brilhantes ou sensíveis à pressão devem ser passadas com pano prensado ou do avesso. Cuidado ao usar ferros a vapor (em regra, trabalhe sem vapor). Poliamida (nylon)/acrílico/acetato/poliéster.

Não engomar.
Pode provocar alterações irreversíveis se um ferro for usado.

FIGURA 8 – Passadoria com ferro.

Símbolos de cuidados para conservação de artigos têxteis na secagem em tambor

O círculo em um quadrado representa o tambor de secagem utilizado depois da lavagem. A temperatura máxima é indicada por um ou dois pontos colocados dentro do símbolo. Os pontos no tambor do secador indicam a temperatura no processo de secagem (Figura 9). Na ausência de um símbolo, a secagem

Fibras Têxteis – Tecnologia e Qualidade

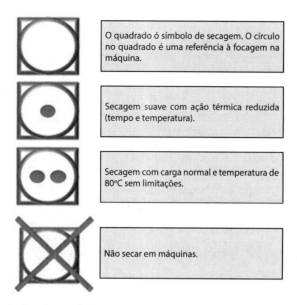

FIGURA 9 – Símbolos de cuidados para conservação de artigos têxteis na secagem em tambor.

deverá ser a mais simples possível, com baixa temperatura. Alguns tipos de tecidos como malhas de algodão, lã podem encolher em altas temperaturas e devem ser secos em temperaturas baixas.

Símbolos de cuidados para conservação de artigos têxteis na secagem natural

A simbologia mostrada na figura 10 significa secagem natural. O quadrado com três linhas verticais em seu interior representa a secagem por gotejamento, onde o artigo têxtil é pendurado molhado, podendo ou não ser estendido ou alisado, em ambiente externo ou interno, após a extração do excesso de água. O símbolo contendo a linha horizontal ou vertical no quadrado indica o processo natural de secagem, secagem plana. A linha oblíqua simboliza o respectivo processo de secagem natural a ser realizado na sombra.

Informações adicionais são referentes aos cuidados que acompanham os símbolos e são necessárias para que a limpeza dos artigos têxteis não provoquem danos.

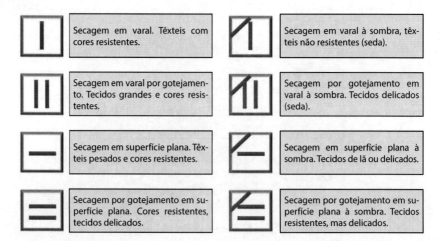

FIGURA 10 – Símbolos de cuidados para conservação de artigos têxteis na secagem natural.

O uso de informações adicionais pode ser necessário quando qualquer parte do procedimento de cuidado necessitar de esclarecimento para qual o consumidor ou a lavanderia profissional aplique sem prejudicar o produto ou outros acessórios que estão sendo limpos. O número de palavras adicionais na etiqueta deve ser o mínimo possível. Veja alguns exemplos, segundo a Acrilan[31] podem ser: remover ...antes de lavar; lavar separadamente; lavar com cores similares; lavar antes de usar; lavar pelo avesso; não centrifugar ou torcer; esfregar somente a úmido; não usar amaciante no tecido; remover prontamente ou retirar imediatamente; passar somente pelo avesso; não passar a decoração; usar tecido protetor para passar; secar na horizontal; somente limpeza profissional de couros; não usar branqueador óptico; usar saco ou rede de lavagem; não passar, somente vaporizar; passar somente com ferro; não deixar de molho; recomenda-se ferro a vapor; secar longe de calor direto; passar ainda úmido; secagem no varal ou secador pendurado; remodelar e secar na horizontal; secar por gotejamento, sem torcer ou centrifugar; secar à sombra.

Todas essas informações sobre fios e tecidos e principalmente sobre a composição e recomendações de lavagem são elementos fundamentais para a vida útil do enxoval, dois pontos são fundamentais: a seleção dos têxteis para utilização adequada e o processo de lavagem.

---

[31] http://www.acrilan.com.br/downloads/manualtextil.pdf

O enxoval é o conjunto de peças de roupas que compõe um ambiente específico e necessário para uma instituição de saúde. Portanto, vai existir uma despesa para a aquisição das peças em volume necessário para que o hospital possa atender com conforto e segurança sanitária os seus clientes. A aquisição, uso e descarte representam o ciclo exonômico do enxoval.

AQUISIÇÃO DO ENXOVAL – NORMAS TÉCNICAS

As fibras classificam-se como naturais e manufaturadas (químicas). As fibras naturais dividem-se de acordo com o reino de origem, tais como vegetal, animal e mineral. As manufaturadas dividem-se em artificiais e sintéticas. As artificiais originam-se da natureza. As sintéticas utilizam substâncias simples que são sintetizadas e posteriormente transformadas em fibras.

A decisão sobre quais os tipos de composição, gramatura e outras informações técnicas para adquirir o enxoval que possa suportar todo o ciclo de uso, estocagem e lavagem não é tão fácil assim. Algumas instituições continuam comprando enxovais dos fornecedores parceiros sem despertar para as inovações do mercado. A aquisição é o ponto crítico da gestão de enxovais. A partir da aquisição já se sabe se os problemas serão multiplicados ou não.

O setor de compras ou suprimento tem que ser especialista em negociação e não em todos os insumos que vai adquirir. O mais prático é guiar-se por fichas técnicas com características que possam servir de comparativos em uma negociação de compras.

A ABNT apresenta diversas normas que podem contribuir para a qualidade na adequação do enxoval hospitalar. Para Adelina Pereira[32], *As normas técnicas devem ser utilizadas como bússola nas compras hospitalares*. A compra do enxoval deve ser conduzida com o foco na adequação ao uso, na conformidade da composição têxtil e na resistência ao ciclo de lavagem. É nesse momento que inicia o controle da qualidade, do conforto, da segurança sanitária e da rentabilidade do enxoval.

A aquisição do enxoval, seja ele destinado às instituições de saúde ou de lazer, devem atender às Normas Brasileiras.

Existem inúmeras diretrizes para contribuir na decisão de compras do enxoval conforme algumas citadas no quadro 17.

---

[32] Superintendente do Comitê Brasileiro de Têxteis e do Vestuário (ABNT/CB-17).

QUADRO 17 – Diretrizes na decisão de compra de enxovais.

CE-17:100.01	Terminologia e simbologia têxtil
ABNT NBR 12744	Fibras têxteis – Classificação
CE-17:100.02	**Massas têxteis incluindo titulagem**
ABNT NBR 12251	Designação dos fios no sistema Tex
ABNT NBR 13538	Material têxtil. Análise qualitativa
ABNT NBR 11914	Identificação de fibras têxteis
CE-17:100.03	**Solidez de cor em produtos têxteis**
ABNT NBR ISO 105-C10	Têxteis. Ensaios de solidez da cor Parte C10: Solidez da cor à lavagem com sabão ou sabão e barrilha
ABNT NBR ISO 105-C12	Têxteis. Ensaios de solidez da cor Parte C12: Solidez da cor à lavagem industrial
CE-17:100.05	**Acabamentos para têxteis**
ABNT NBR 10320	Materiais têxteis. Determinação das alterações dimensionais de tecidos planos e malhas. Lavagem em máquina doméstica automática
ABNT NBR 13000	Material têxtil. Determinação da hidrofilidade de tecidos
CE-17:400.02	**Artigos de nãotecido para uso odonto-médico-hospitalar**
ABNT NBR 14920	Nãotecido para artigo de uso odonto-médico-hospitalar. Determinação da resistência à penetração bacteriológica a seco
ABNT NBR 15317-1	Aventais e campos cirúrgicos de uso único, confeccionados em nãotecido, utilizados como dispositivos médicos, para pacientes, equipe médica e equipamentos. Parte 1: Requisitos gerais para fabricação, processos e produtos
ABNT NBR 15622	Nãotecido para artigo de uso odontomédico-hospitalar. Determinação da resistência à penetração bacteriológica a úmido
CE-17:500.02	**Tecidos planos**
ABNT NBR 9925	Tecido plano. Determinação do esgarçamento em uma costura padrão
ABNT NBR 10588	Tecidos planos. Determinação da densidade de fios
ABNT NBR 10591	Materiais têxteis. Determinação da gramatura de superfícies têxteis

CE-17:500.02	Tecidos planos (*Continuação*)
ABNT NBR ISO 13934-1	Materiais têxteis. Determinação da resistência à tração e alongamento de tecidos planos (tira)
ABNT NBR 14726	Tecido plano de poliéster e algodão para roupas profissionais e uniformes. Requisitos

CE-17:600.01	Tecidos de decoração
ABNT NBR 14251	Material têxtil. Tecido plano para confecção de cortinas
ABNT NBR 14252	Material têxtil. Tecido plano para revestimento de móveis

CE-17:700.03	Artigos confeccionados para vestuário incluindo profissionais
ABNT NBR NM ISO 3758	Têxteis. Códigos de cuidado usando símbolos

CE-17:700.04	Medidas de tamanho de artigos confeccionados
ABNT NBR 12720	Artigo confeccionado em tecido de malha – Tolerâncias de medidas
ABNT NBR 15525	Têxtil e vestuário. Padronização de etiquetagem de tamanhos de meias
ABNT NBR 15800	Vestuário. Referenciais de medidas do corpo humano. Vestibilidade de roupas para bebê e infanto-juvenil
ABNT NBR 16060	Vestuário – Referenciais de medidas do corpo humano. Vestibilidade para homens corpo tipos normal, atlético e especial

CE-17:700.05	Artigos confeccionados de cama, mesa e banho
ABNT NBR 12849	Tecidos felpudos e aveludados confeccionados – Determinação das dimensões
ABNT NBR 13040	Roupões felpudo e aveludado – Determinação das dimensões
ABNT NBR 13152	Materiais têxteis – Métodos de lavagem e secagem de artigos felpudos e aveludados acabados, em máquina doméstica automática
ABNT NBR 13352	Lençol e fronha para uso doméstico em tecido plano de algodão, poliéster e algodão/poliéster – Tolerância da alteração dimensional após lavagem
ABNT NBR 13550	Artigo de banho e copa em tecido felpudo e aveludado – Hidrofilidade
ABNT NBR 13551	Artigo de banho em tecido felpudo e aveludado para uso doméstico – Tolerância da alteração dimensional após lavagem

QUADRO 17 – Diretrizes na decisão de compra de enxovais. (*Continuação*).

CE-17:700.05	Artigos confeccionados de cama, mesa e banho (*Continuação*)
ABNT NBR 13734	Padronização dos tecidos para uso hospitalar em lençóis, fronhas e pijamas
ABNT NBR 13748	Tecido felpudo – Determinação da resistência ao corrimento do fio de felpa

CE-17:800.01	Artigos têxteis para uso odontomédico-hospitalares (exceto nãotecido)
ABNT NBR 13316	Artigos hospitalares – Terminologia
ABNT NBR 13350	Artigos têxteis hospitalares – Determinação da presença de amido
ABNT NBR 13433	Artigos têxteis hospitalares – Determinação do pH em têxteis
ABNT NBR 13546	Roupas hospitalares – Terminologia.
ABNT NBR 13734	Roupas hospitalares – Características.
ABNT NBR 13841	Artigos têxteis hospitalares – Tecido de gaze hidrófila purificada – Requisitos e métodos de ensaio
ABNT NBR 13843	Artigos têxteis hospitalares – Compressa de gaze – Requisitos e métodos de ensaio
ABNT NBR 14027	Roupa hospitalar – Confecção de campo simples
ABNT NBR 14028	Roupa hospitalar – Confecção de campo duplo
ABNT NBR 15052	Artigos de nãotecido de uso odontomédico-hospitalar – Máscaras cirúrgicas – Requisitos
ABNT NBR 15053	Artigo têxtil hospitalar – Curativo cirúrgico – Requisitos e métodos de ensaio
ABNT NBR 15736	Artigo têxtil hospitalar – Malha tubular – Requisitos e métodos de ensaio
ABNT NBR 16064	Produtos têxteis para saúde – Campos cirúrgicos, aventais e roupas para sala limpa, utilizados por pacientes e profissionais de saúde e para equipamento – Requisitos e métodos de ensaio
ABNT NBR 16693	Produtos têxteis para a saúde – Aventais e roupas privativas para procedimento não cirúrgico utilizados por profissionais de saúde e pacientes – Requisitos e métodos de ensaio

A ABNT normaliza ensaios como a determinação da gramatura, fricção e resistência à tração. O controle da resistência aos danos é uma medida de gestão do enxoval. A seguir têm-se os valores propostos pela norma ABNT NBR 13734 Produtos têxteis para saúde — Características de lençóis, fronha e pijama hospitalar (Quadro 18).

Adicionalmente, os fabricantes dos tecidos podem oferecer acabamentos para maciez, barreira bacteriológica, alta torção nos fios, solidez da cor ao hipoclorito de sódio (ver ABNT NBR ISO 105 N01). Outras propriedades específicas de melhoria do produto podem ser especificadas pelo fabricante e conforme acordo entre partes, considerando o valor que se agrega e a durabilidade também.

A durabilidade é uma proporção relativa da qualidade e da quantidade das peças existentes. Quando existe qualidade e a quantidade é insuficiente, o giro de peças (taxa de utilização em dias) é maior e pode provocar danos por desgastes em menor tempo de uso. Quando a quantidade é suficiente, mas as características de qualidade são baixas, os danos podem ocorrer também em um baixo período de tempo.

A localização das instituições hospitalares e hoteleiras e a diversidade do clima e da região também interferem no dimensionamento do enxoval. Instituições com semelhantes estruturas podem dimensionar enxovais com diversas diferenças, uma das variáveis é o clima típico ou periódico da região. Para períodos frios, mais lençóis podem ser utilizados ou ainda peças como edredons, manta, cobertores são necessárias para as hotelarias convencional e hospitalar.

A ABNT apresenta diversas normas que podem contribuir para a qualidade na adequação dos enxovais hoteleiro e hospitalar. A compra do enxoval deve ser conduzida com o foco na adequação ao uso, na conformidade da composição têxtil e na resistência ao ciclo de lavagem. É neste momento que inicia o controle da qualidade, do conforto, da segurança sanitária e da rentabilidade do enxoval.

Na composição do enxoval, o tecido com maior proporção de fibra de algodão é o mais indicado. A fibra sintética com algodão vai proporcionar maior resistência e acabamento. Os tecidos selecionados devem atender aos padrões exigidos pela ABNT (13734:1996 – roupa hospitalar: características). Para o enxoval hospitalar, a ABNT orienta que peças tais como lençóis, fronhas e pijamas devem ser produzidas com tecidos 100% de algodão e mistas (algodão 50%/poliéster 50%).

QUADRO 18 – Norma ABNT NBR 13734 – Padronização dos tecidos para uso hospitalar em lençóis, fronhas e pijamas.

Tecido	Composição	Padronagem (ABNT NBR 12546)	Gramatura g/m² (ABNT NBR 10591)	Número de fios nº de fios/cm (ABNT NBR 10588) Urdume	Número de fios nº de fios/cm (ABNT NBR 10588) Trama	Alteração dimensional máxima % (ABNT NBR 10320) Urdume	Alteração dimensional máxima % (ABNT NBR 10320) Trama	Solidez mínima à lavagem – quando não branco (ABNT NBR ISO 105 C06) Urdume	Solidez mínima à lavagem – quando não branco (ABNT NBR ISO 105 C06) Trama	Resistência mínima à tração daN/cm (ABNT NBR ISO 13934-2) Urdume	Resistência mínima à tração daN/cm (ABNT NBR ISO 13934-2) Trama
T1	100% Algodão	Tela	120	29	29	±5,0	±3,0	4-5	4-5	8,0	5,0
T2	100% Algodão	Tela	190	29	29	±5,0	±3,0	4-5	4-5	8,0	5,0
T3	50% Algodão/ 50% Poliéster	Tela	110	29	29	±5,0	±3,0	4-5	4-5	8,0	6,5
T4	50% Algodão/ 50% Poliéster	Tela	170	29	29	±5,0	±3,0	4-5	4-5	8,0	6,5

Usam-se em especial os tecidos de 100% algodão, pois o poliéster limita o uso de certos equipamentos hospitalares, tais como bisturi elétrico (o poliéster não descarrega a eletricidade estática) e também vai absorver a gordura (suor, pomadas e cremes) que promove manchas que são difíceis de remoção.

A composição é uma característica que contribui para o conforto e a segurança sanitária. Tecidos de algodão são menos resistentes do que tecidos compostos com fibras sintéticas e mais absorventes, porém, deve-se levar em conta nas unidades hoteleira convencional e hospitalar o conforto aos clientes e usuários. O tecido com maior proporção da fibra de algodão é o mais indicado. A fibra sintética com algodão vai proporcionar maior resistência e acabamento. Para uso na hotelaria convencional os tecidos de algodão a 100% são mais confortáveis do que as fibras mistas de algodão/poliéster. Claro que a composição mista com poliéster pode garantir maior resistência e melhor acabamento na passadoria, porém o conforto é inferior.

A seleção na aquisição pode garantir a vida útil do enxoval em conformidade com o custo planejado das diárias e serviços hoteleiros e nas diárias e procedimentos hospitalares clínicos e cirúrgicos. A adequação e a composição contribuem para o conforto. A composição e o ciclo de lavagem contribuem para a redução dos custos de reposição e desgastes do uso e na lavagem.

A ABNT pode contribuir para que a instituição possa adquirir o melhor enxoval com o maior benefício de vida útil.

O ENXOVAL E A PERCEPÇÃO DE QUALIDADE NAS HOTELARIAS CONVENCIONAL E HOSPITALAR

A qualidade de um dos serviços de hotelaria está intimamente ligada ao enxoval, principalmente no quesito conforto e na apresentação, seja e uma suíte de hotel, seja em apartamento ou no leito hospitalar. Toalhas e lençóis sujos, manchados, rasgados ou encardidos podem contribuir para criar insatisfações e riscos de infecções hospitalares durante o atendimento, independente da qualidade e presteza do tratamento assistencial.

Não se fideliza um cliente ofertando comida boa em pratos sujos. Também não é inteligente expor comida ruim ou estragada em pratos limpos e especiais.

Um dos principais pontos de percepção da qualidade na hotelaria, seja convencional seja hospitalar, é o enxoval utilizado como suporte à hospedagem ou como decorativo. A percepção da qualidade da hospedagem está nas funções organolépticas: visão (na estética e organização ambiental), olfato (mau cheiro ou odores desagradáveis), audição (sons e barulhos desagradáveis), sabor (alimentos com gostos duvidosos) e tato (conforto ao uso).

Quando um cliente chega a um ambiente ou em uma acomodação e esta tem aparência duvidosa de limpeza, banheiros com odores desagradáveis, água do banho com temperaturas não adequadas e roupas de cama com aspecto que pode representar desconforto e insegurança sanitária (manchas e sujos), ele põe em dúvida se o valor pago pelo produto adquirido está em conformidade com sua expectativa. Se houver dúvidas, a fidelização tende a não acontecer. A experiência do cliente poderá ser negativa se as expectativas não forem atendidas.

O cliente, na sua percepção, talvez faça uma avalição da provável qualidade dos serviços da instituição pela apresentação pessoal dos colaboradores e dos leitos que vai ocupar. A equipe de colaboradores também pode se sentir desprestigiada quando utiliza uniformes com cores, tamanhos, desenhos que podem impactar na sua aparência, na sua autoestima e/ou até mesmo na sua segurança por serem inadequados para trabalhar.

O enxoval é um produto relevante na estrutura da hospedagem, seja ela convencional ou hospitalar.

O enxoval é um produto de alto valor e que deve ser avaliado por custo e qualidade na utilização. O custo tem larga importância para os gestores da instituição na formação do preço das acomodações. A qualidade tem alta relevância no impacto da experiência dos clientes e equipes. É um ponto de impacto para fidelizar o usuário.

Nos hotéis o enxoval pode ser o diferencial na escolha de um hotel ou destino turístico. As pessoas não se hospedam apenas por existir um enxoval limpo, macio e perfumado. Mas não retornam se não forem suficientemente atendidos por um enxoval limpo e sem manchas e sujidades.

Ninguém se hospeda num ambiente hoteleiro sem a roupa de banho e cama.

Nos hospitais, além de gerar conforto e segurança sanitária para o usuário, é também garantidor de segurança sanitária para a equipe assistencial. No centro cirúrgico, o enxoval evita que a equipe médica possa passar por riscos de contaminações durante os procedimentos realizados. Na equipe assistencial, tem a mesma função ao evitar contaminações por gotículas e aerossóis dos pacientes que estão em isolamento.

O enxoval para uso hospitalar é composto das peças têxteis necessárias ao funcionamento das diversas atividades assistenciais. Nos hospitais podem ser classificadas como enxoval de hotelaria (planas, felpas e decorativas), profissionais (bloco cirúrgico), privativo (profissionais assistenciais etc.), funcionários (uniformes operacionais), Serviço de Nutrição e Dietética (SND), auxiliares (limpeza e panos específicos) e clientes (pacientes e acompanhantes), conforme apresentado no quadro 19.

QUADRO 19 – Classificação de enxoval para uso hospitalar.

Internas	**Hotelaria hospitalar**	Planas	Lençóis, colchas, fronhas, cobre-leito, cobertor, edredons etc.
		Felpas	Toalhas de banho, rosto, piso, piscinas (fisioterapias), roupões etc.
		Decorativas	Cortinas, *black out*, tapetes, sofás, cadeiras, poltronas etc.
	Profissionais do hospital	Assistenciais	Campos cirúrgicos, aventais, capote etc.
		Privativas	Uniformes médicos e assistenciais, toucas etc.
		Funcionários/ privativas	Uniformes (gerenciais, administrativos, recepção, manutenção, capatazia, segurança, serviços gerais camareiras etc.)
	SND	Cozinha e restaurantes	Toalhas de mesa, guardanapos, uniformes etc.
	Auxiliares	Higiene e limpeza	MOPs, Panos de limpeza, fibras para limpeza, polimento etc.
Externas	**Clientes**	Hóspedes e pacientes	Pijamas, camisolas, batas, vestidos etc.

Fonte: acervo do autor.

Em algumas situações, os modelos propostos de uniformes acabam "atrapalhando" os movimentos físicos operacionais e comportamentais. Setores que exigem maiores movimentações, tais como higiene e limpeza, manutenção e enfermagem, não devem inibir os movimentos necessários para a realização das tarefas.

Como exemplo, cito em uma lavanderia um fato de incômodo pelas colaboradoras que se sentiam desconfortáveis pelo modelo de uniforme utilizado. Era bem constrangedor. A lavanderia requer muita movimentação e esforço físico das pessoas. Na época, o uniforme era composto por um *short* branco e uma camiseta azul. Após alguns minutos trabalhando, o suor provocava uma transparência que invadia um pouco a intimidade das colaboradoras, fato que provocava constrangimento e influenciava na motivação e na produtividade.

A motivação era prejudicada e com isso também a produtividade. Fizemos o inverso, o *short* ficou azul e a camiseta branca. Essa atitude impactou na satisfação das colaboradoras e a produtividade cresceu.

A mesma situação pode ocorrer com serviços gerais, manutenção, portaria, SND etc. Muitas vezes, produzimos o enxoval com tecidos de excelente qualidade, porém com modelos e gramaturas inadequados para o serviço a ser realizado. E ainda existem modelos que são excelentes no *design*, porém não são satisfatórios ao biotipo do funcionário. O uniforme pode demonstrar que existe "zelo" ou "descaso" da instituição com as pessoas.

O enxoval para uso na hotelaria convencional é composto das peças têxteis necessárias ao funcionamento das diversas atividades operacionais. Nos hotéis podem ser classificadas como enxoval de hotelaria (planas, felpas e decorativas), profissionais (uniformes operacionais), Alimentos e Bebidas (A&B), auxiliares (limpeza e panos específicos) e clientes (pacientes e acompanhantes), conforme apresentado no quadro 20.

QUADRO 20 – Enxoval para uso hoteleiro.

Internas	Hotelaria convencional	Planas	Lençóis, colchas, fronhas, cobre-leito, cobertor, protetor de colchões, edredons etc.
		Felpas	Toalhas de banho, rosto, piso, piscinas (fisioterapias) etc.
		Decorativas	Cortinas, *black out*, tapetes, sofás, cadeiras, poltronas etc.
	A&B	Cozinha e restaurantes	Toalhas de mesa, cobre-mancha, guardanapos, uniformes, pano de copa e cozinha, pano de bandeja etc.
	Profissionais	Uniformes	Escritório, recepção, portaria, manutenção, serviços gerais, camareiras etc.
	Auxiliares	Higiene e limpeza	Panos para polimento, fibras para limpeza etc.
Externas	Clientes	Hóspedes	Roupões, roupas pessoais (quando recolhidas para lavagem na lavanderia)

Fonte: acervo do autor.

Para os clientes, acompanhantes e visitantes, é de extrema importância que o enxoval seja incorporado como parte do plano estratégico do hotel e do hospital com relação ao quesito conforto do cliente. O custo de reaproximação com o cliente que foi "indevidamente tratado" é muito maior do que mantê-lo satisfeito.

A satisfação se dá tão somente em atender um cliente na sua necessidade.

É fácil encontrar empresas tentando "descobrir" maneiras de como superar expectativas superestimadas e não atender à mínima necessidade básica como a de entregar um enxoval limpo e sem danos no seu cotidiano. **Ou por exemplo: ofertar uma acomodação (quarto ou leito hospitalar) com alto nível de tecnologia IOT (internet das coisas) e não disponibilizar um enxoval adequado e confortável para o acompanhante de um cliente sendo ou não idoso ou criança. Essa medida de "economia" não é uma boa aposta.**

A percepção de qualidade de um cliente (o valor da qualidade) pelo atendimento operacional no hotel ou assistencial no hospital pode ser destruída por uma falha originada por um enxoval inadequado ou pela solicitação não atendida no momento necessário.

O valor estratégico do enxoval é maior do que o valor econômico.

O enxoval tem valor estratégico e deve ser monitorado em todas as suas etapas, tais como novo (compra), uso (circulante) e costura (descarte, construção).

O quadro 21 apresenta o *status* do enxoval hoteleiro ou hospitalar.

O enxoval novo é representado pelas peças que estão programadas ou provisionadas para garantir a reposição que ocorre pelo desgaste natural (tempo de vida útil), danos inesperados e pela evasão. Esses valores já devem ser considerados como reposições programadas.

Nos hospitais, a evasão se dá pela movimentação do cliente por diversos caminhos, tais como transferências, clínicas, óbitos, furto, uso inadequado, falha na contagem, desvios propositais etc.

Nos hotéis a evasão é tipicamente para servir de *souvenir* por significar "uma recordação de momentos mágicos" ou por alguma atitude de um colecionador (cliente) e por furto.

As peças em estoque que já estão na unidade da rouparia devem estar prontas (lavadas e passadas) para suprir as contingências inesperadas ou sazonais.

QUADRO 21 – Classificação do enxoval por *status* e atividade.

Status do enxoval			
Novo	Programado		Peças novas (provisão) para repor peças como descarte da vida útil, danos ou evasão
	Estoque		Para atendimento extra motivado por aumento de cirurgias, internações e perdas inesperadas do enxoval
Circulante	Lavagem		Ciclo das roupas suja e limpa
			Peças retidas para relave
	Uso		*Mise en place*
	Rouparia		Limpa (estoque rotativo)
			Suja (ciclo após uso)
Costura	Conserto		Descarte (peças inservíveis)
			Reparo (peças para remendos)
	Construção		Reforma para nova peça (de um lençol surge uma fronha)
			Nova peça para uso (novo modelo)

Fonte: acervo do autor.

O estoque deve ser o "amortecedor" das sazonalidades[33].

Nos hotéis a sazonalidade para aumento da ocupação ocorre pelo aumento do número de hospedagens por eventos esportivos, culturais, panes em transportes etc. As perdas inesperadas do enxoval, por furto, inadequações de uso etc. também podem requerer que o estoque seja suficiente para manter o fluxo de arrumação dos apartamentos.

Nos hospitais a sazonalidade ocorre pelo aumento das internações provocadas por epidemias, pandemias, acidentes, novas tecnologias em cirurgias e tratamentos, das perdas inesperadas por furto, incêndio, inadequações de uso etc.

O enxoval circulante é o que representa o número de mudas disponíveis para o uso nos hotéis e hospitais. Uma "muda" é a quantidade de peças necessárias para montar um apartamento ou leito em conformidade com o nível das hotelarias convencional e hospitalar.

---

[33] A sazonalidade é a presença de variações que ocorrem em intervalos regulares específicos inferiores a um ano. Na hotelaria convencional representa as altas e baixas estações de férias, negócios e eventos.

As mudas são compostas pela roupa utilizada na hotelaria por tipo, formato, uso, cor, padrão, tamanho etc. Devem existir em números suficientes para cobrir todo o ciclo operacional do enxoval desde o processamento da lavagem (ou lavanderia), o uso (leito arrumado ou *mise en place*[34] da acomodação) e na rouparia (peças limpas para uso, ou sujas, após o uso).

O termo *mise en place* é utilizado comumente na hotelaria convencional para definir a montagem da mesa de refeição (restaurante), quando e como se devem colocar os pratos, taças, talheres, guardanapos etc. que serão utilizados pelo cliente. Este termo é sugerido pelos autores para definir também o enxoval necessário para a arrumação dos apartamentos e leitos.

A figura 11 apresenta um exemplo de *mise en place* de um leito hospitalar composto com lençol de cobrir o colchão, lençol de cobrir o cliente, cobertor e toalha de banho. O *mise en place* também pode ser estendido para definir toda a arrumação (*layout*) do leito, incluindo poltronas, sofás, TV, frigobar, camas etc.

A figura 12 apresenta um exemplo de *mise en place* de um apartamento hoteleiro. Normalmente, o enxoval é composto por protetor de colchão, cobre-leito, lençol de cobrir o colchão, lençol de cobrir o cliente, cobertor, edredons, travesseiros, almofadas, toalha de banho, rosto, piso, de mão, toalha de mesa, guardanapos, cortinas, *black out* etc.

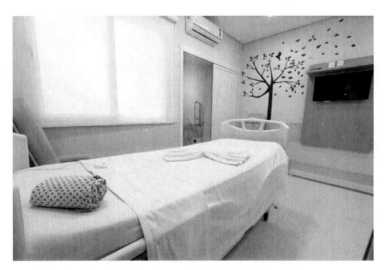

FIGURA 11 – *Mise en place* do leito hospitalar. Fonte: acervo do autor.

---

[34] *Mise en* place (pronuncia-se *miz an plas*) é um termo francês que significa "pôr em ordem, fazer a disposição".

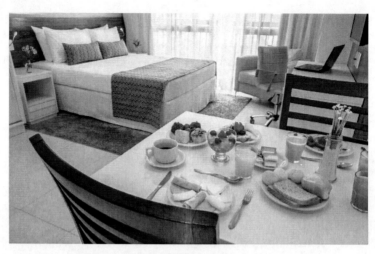

FIGURA 12 – *Mise en place* do leito hospitalar. Fonte: acervo do autor.

O *mise en place* também pode ser estendido para definir toda a arrumação (*layout*) do apartamento ou leito, incluindo a mobília tais como sofá, poltronas, cadeira, mesa de cabeceira, *rack* de TV, TV, frigobar, computador, mesa, camas, armário para roupas e objetos, cofre etc.

O enxoval, no *status* costura, define as peças destinadas para conserto e construção. As peças enviadas para conserto podem ser reparadas ou seguir para descartes. As peças em construção são as que podem ser fabricadas como novas ou para serem confeccionadas como outras peças ou para um novo modelo de peça por uma necessidade técnica da equipe operacional, assistencial ou da hotelaria. Exemplo, no hospital, um campo cirúrgico grande pode ser transformado em um campo cirúrgico médio ou pequeno (se estiver adequado ao uso). Em hotelaria, por exemplo, um lençol pode se transformar em fronhas.

Após a montagem do leito hospitalar ou *mise en place,* inicia um dos pontos críticos de ciclo do enxoval: seu uso. É o momento que se pode comprovar a qualidade da aquisição.

Não se pode definir a compra do enxoval somente pelo menor preço.

A implantação da ficha técnica contribui para a adequação e padronização de algumas características elementares, tais como o tipo de tecido e se ele é adequado a sua utilidade e uso.

A vida útil é reduzida, quando do uso pelo cliente, no processamento da lavagem e nas condições de guarda do enxoval, seja na rouparia central, seja nas satélites, nos expurgos e na rouparia suja. Esses são pontos críticos para garantir a vida útil em conformidade com os parâmetros planejados.

O uso significa que o enxoval será manipulado e sujeito a diversas ocorrências com produtos no hotel ou no hospital (alimentos, medicação, excrementos e produtos de limpeza) que podem entrar em contato provocando manchas e danos antes mesmo da primeira lavagem após sua utilização.

A guarda inadequada é outro fator que pode comprometer a durabilidade do enxoval. O armazenamento em ambientes úmidos, com corrosão (ferrugem), mofo, sujeito a contaminações por instalações sanitárias, pontos cortantes, poeiras, vetores etc. são fatores de redução da vida útil.

O processamento da lavagem e a passadoria também podem ser pontos críticos de origem da redução da vida útil. Não são somente as sujidades que provocam a redução da vida útil do enxoval.

É necessário rastrear o enxoval quando ele apresentar algum dano que possa determinar a redução da sua vida útil. Para tanto, é importante que todo o macrociclo do enxoval, da aquisição ao descarte, seja conhecido, controlado e avaliado.

3 Macrociclo do Enxoval Hospitalar

O macrociclo do enxoval é o caminho percorrido pelo enxoval hospitalar durante o período compreendido desde sua aquisição (compra) confirmada até quando é descartado. O ciclo ideal ocorre quando o enxoval tem seu valor totalmente depreciado, garantindo o retorno sobre o valor gasto na aquisição. Quando a depreciação não acontece, o ciclo não é considerado ideal, pois não houve rentabilidade na aquisição.

Enxovais descartados antes do tempo programado de vida útil geram prejuízos às instituições hoteleiras convencionais e hospitalares.

A depreciação é medida em taxa percentual, sendo 100% o valor ideal de retorno sobre o valor gasto. A avaliação é realizada a cada descarte por danos naturais da peça do enxoval. A medida de tempo pode ser verificada na forma manual (datas registradas no enxoval) por código de barras ou RFID.

A figura 13 representa o macrociclo do enxoval.

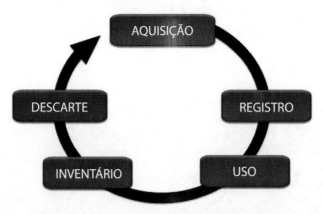

FIGURA 13 – Macrociclo do enxoval. Fonte: elaborada por Farias, Roberto Maia.

Para cada etapa do macrociclo existe um valor que pode ser classificado como ciclos econômico, financeiro e operacional. Os resultados apurados podem representar perdas financeiras gerando prejuízos ou lucratividade sobre o montante gasto.

O controle de todo o ciclo envolvendo o enxoval (da aquisição ao descarte) tem forte relevância, tanto no aspecto físico (pelo inventário), como no financeiro (custo). Essa avaliação permitirá ao gestor verificar o nível de qualidade da gestão pela hotelaria.

No aspecto físico, a falta ou escassez do enxoval vai impactar na experiência dos clientes durante sua jornada de atendimento. A falta ou escassez pode ser originada por evasões, danos naturais (vida útil) e por inadequações de uso. As inadequações podem ser mecânicas (rasgos), química (lavagem) e biológica (fungos e pragas).

A falta ou a demora em atender o cliente (na sua estada) ou as equipes operacional (camareiras) e assistencial (procedimentos) vai provocar insatisfações que podem contribuir para macular a reputação de qualidade da instituição.

No aspecto financeiro, a perda precoce do enxoval vai impactar no aumento dos custos, na redução do lucro ou provocar prejuízos na hospedagem. Embora não seja perceptível pelo cliente é extremamente importante para a gestão das unidades habitacionais.

Para tentar reduzir o impacto com a falta de qualidade e o custo financeiro provocado pelo enxoval, o macrociclo pode ser descompactado etapa por etapa com a intenção de melhorar o diagnóstico e a gestão do enxoval.

A primeira etapa, que é a **aquisição do enxoval**, deve estar ancorada nos pilares técnicos do produto (pré-requisitos para qualificar um material tais como legislação sanitária, normas técnicas etc.). Essa etapa pode provocar impacto positivo ou negativo quando realizada. Positivo se a tomada de decisão for com base na qualidade técnica do enxoval. Negativo se a decisão tomada não estiver amparada por nenhuma base técnica e simplesmente decidida pelo fator menor preço.

Não se deve comprar um enxoval somente pelo fator menor preço.

É necessário avaliar as principais características técnicas do enxoval a ser adquirido para comparar tecnicamente os diferentes fornecedores que estão participando das cotações. Para evitar decisões frágeis e sem base técnica, é importante que a instituição elabore uma ficha técnica com as principais características de especificações de qualidade do material a ser adquirido. A ficha técnica vai contribuir para manter sobre controle o custo de reposição e mensurar as não conformidades que podem surgir na entrega e no uso.

A segunda etapa, que é o **registro do enxoval**, é a definição do modelo da identificação dada ao enxoval, seja pela utilização da tecnologia (*BarCode, RFID* etc.) ou não (marcação manual na barra do enxoval registrando a sua data de chegada e início do uso na hotelaria). De acordo com a tecnologia selecionada, a verificação da vida útil será mais objetiva e rápida.

O registro tem como fundamento verificar se o tempo de vida útil projetado está sendo atingido e que o cálculo de custo é positivo para a instituição.

A terceira etapa, que é o **uso**, é o momento da comprovação da qualidade da aquisição definido pela ficha técnica. Esse momento inclui a adequação do tipo de tecido com a utilidade de uso, o cuidado na utilização com o cliente e o processamento da lavagem.

Uma observação é necessária sobre o local de guarda do enxoval, se está adequado ou inadequado às condições de manutenção e zelo. Em ambientes úmidos ou com vazamentos, pode existir a possibilidade de provocar fungos e mofo e, consequentemente, danificar o enxoval, desfavorecendo a qualidade e o tempo de vida útil. O ambiente desfavorável pode provocar danos e, portanto, plenos desperdícios de recursos financeiros.

É nessa etapa do **uso** que inicia a necessidade do processamento do enxoval pela lavanderia. O uso adequado favorece o ciclo leve de lavagem. O uso inadequado (peças manchadas indevidamente) favorece o ciclo pesado de lavagem. O enxoval tem maior desgaste no ciclo pesado com mais produtos (agressividade química) e tempo (agressividade física) para lavagem. O uso é uma das etapas que compõe o ciclo interno do enxoval ou a rota[35] do enxoval.

A quarta etapa, que é o **inventário**, é o resultado das 3 etapas anteriores. Quando a aquisição é realizada atendendo às características de qualidade elaboradas pela ficha técnica há o favorecimento do aumento da vida útil do enxoval. O percentual de qualidade e fidelidade do monitoramento é proporcional ao nível da tecnologia empregada para o registro do enxoval.

É aqui no inventário que se demonstram as baixas previsíveis, não previsíveis e a ausência de peças do enxoval. A ausência pode ser classificada temporariamente como evasão.

---

[35] Conjunto de etapas que envolve a circulação interna do enxoval hospitalar nas suas rotas sujas e limpas.

A quinta etapa, que é o **descarte**, apresenta o resultado da qualidade da decisão dos processos anteriores. O objetivo da avaliação do descarte é medir se as condições físicas do enxoval estão de acordo com a ficha técnica (danos, encolhimento etc.) e se sua taxa de vida útil está em conformidade com a especificação sugerida pelo fabricante. Aqui se verifica se o uso pelo cliente ou se o processamento da roupa não está interferindo na vida útil do enxoval. O descarte deve verificar se a taxa de depreciação prevista foi alcançada e se o custo do enxoval foi positivo.

As etapas devem ser rigorosamente monitoradas e devidamente controladas com a finalidade de minimizar desperdícios e prejuízos com a decisão de comprar um enxoval inadequado. Alguns critérios devem ser avaliados com muita dedicação, conforme citado a seguir.

- Adotar algumas tecnologias que possam contribuir para medir e rastrear rápido e corretamente o enxoval circulante.
- Verificar se as características do produto estão adequadas ao uso (onde e como usar), composição (vida útil e peso específico) e ciclo de lavagem. Exemplo: utilizar toalhas de banho coloridas para hotéis ou *resorts* de praia e piscina onde o risco de sujidades e manchas é alto não é uma decisão adequada. Para lavar, podem ser necessários produtos que possam provocar desbotamento localizado ou geral danificando a peça. Se isso ocorrer, dentro de poucos dias será possível verificar os vários padrões de tons da roupa que estarão circulando no hotel. Esta mesma variação de padrões pode ocorrer por aquisições de diversos fornecedores ou em diferentes períodos.
- Verificar a construção das peças com detalhes em diferentes tipos de tecidos e cores que não sejam firmes. Nesses formatos de construção, corre-se o risco de migração de cores danificando visualmente o enxoval. Esta decisão não é adequada, pois o risco de danos por desbotamento (remoção de manchas) é alto e a taxa de descarte pode inviabilizar o custo financeiro e a qualidade estética do enxoval. O ambiente perde a identidade e a uniformidade visual.

CICLOS ECONÔMICO, OPERACIONAL E FINANCEIRO DO ENXOVAL

O enxoval é um bem semidurável, pois seu desgaste ocorre lentamente durante o uso. Para minimizar os efeitos do alto valor de aquisição é importante que ele possa ser controlado continuamente e os custos devidamente alocados nos setores utilizadores desse produto. O mais importante nessa relação com o enxoval é entender seu real valor de custo de utilização em cada setor.

O custo de utilização é formado pelo valor de aquisição do enxoval, pelo valor cobrado pelo processamento de roupa (lavagem) e pela remuneração do capital empregado pela instituição. Para calcular o retorno se divide o valor gasto na aquisição e utilização da peça (aquisição + lavagem + danos + taxa de evasão + lucro + remuneração do capital investido) pelo número projetado de dias (tempo) de uso do enxoval. Esse resultado define o custo médio da peça utilizada nos leitos habitacionais.

Quando o enxoval é locado, a lavanderia faz uma composição de custos semelhantes, incluindo ainda a taxa de BDI (Benefícios + Despesas + Impostos). O retorno do valor gasto tem a mesma linha de raciocínio, só que agora cobrado em um valor único: o preço por quilos/peça por lavagem.

O enxoval têxtil é um conjunto de peças de diferentes modelos de confecção, composição, tecelagem e cores que são utilizadas nas diversas unidades dos serviços de hospedagem com a finalidade de ofertar conforto e segurança sanitária aos usuários, seja ele hoteleiro ou hospitalar, durante seu ciclo de tempo de vida útil.

O tempo de vida útil pode ser apresentado como ciclos econômico, operacional e financeiro.

O que é um ciclo econômico[36]?

O ciclo econômico inicia na aquisição (compra) da matéria-prima e finaliza quando o produto preparado é vendido. Em outras palavras, é o período em que a mercadoria permanece na empresa, conforme apresentado na figura 14.

Para o enxoval, o ciclo econômico tem início na aquisição (compra) e seu fim quando é descartado. O descarte pode ocorrer por danos, manchas etc., qualquer evento que provoque a baixa do enxoval, embora não esteja totalmente depreciado. Em outras palavras, é o período em que a mercadoria permanece em uso na empresa na sua finalidade específica.

O que é um ciclo operacional[37]?

Compreende o período entre a data da compra até o recebimento do valor do custo do produto pela instituição. Caso a empresa trabalhe somente com vendas à vista, o ciclo operacional tem o mesmo valor do ciclo econômico.

---

[36] https://blog.fortestecnologia.com.br/gestao-financeira/ciclo-economico-operacional/
[37] https://blog.fortestecnologia.com.br/gestao-financeira/ciclo-economico-operacional/

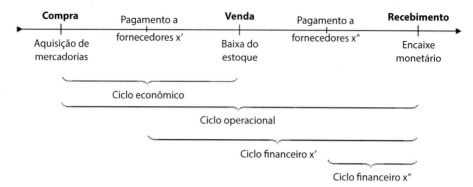

FIGURA 14 – Ciclo econômico. Fonte: http://www.portaldecontabilidade.com.br/tematicas/ciclos.htm acesso em 16/02/2021.

Para o enxoval, o ciclo operacional tem início na aquisição (compra) e seu fim quando pode ser considerado pago, ou seja, totalmente depreciado.

O que é um ciclo financeiro[38]?

Também conhecido como ciclo de caixa, que é o tempo entre o pagamento aos fornecedores e o recebimento das vendas. Quanto maior o poder de negociação da empresa com fornecedores, menor o ciclo financeiro.

Para o enxoval, o ciclo financeiro tem início no momento do pagamento da aquisição e seu fim quando é pago, independente do tempo de uso e da depreciação.

O enxoval é um bem físico, semidurável, que se desgasta a cada utilização e processamento de lavagem.

O ciclo de vida útil ou ciclo físico do enxoval é o espaço de tempo compreendido entre o primeiro dia de uso até seu descarte final. O desgaste do enxoval ocorre pelas inadequações da composição quanto ao uso, à própria composição têxtil e ao processamento do enxoval na lavanderia. Esse grupo de fatores é denominado de ciclo de vida útil do enxoval.

Exemplificando, os campos cirúrgicos, embora aparentemente adequados (a olho nu), restringem-se a 50 (cinquenta) utilizações[39], pois podem perder a

---

[38] https://blog.fortestecnologia.com.br/gestao-financeira/ciclo-economico-operacional/
[39] http://www.unisalesiano.edu.br/biblioteca/monografias/48918.pdf acesso em 19/03/2021. Ao término deste estudo, pode-se constatar a impetração dos objetivos propostos, pois se ratificou que os campos cirúrgicos possuem um tempo de vida útil que se restringe a 50 ciclos de lavagem e esterilização, conforme a metodologia utilizada.

eficácia da barreira microbiana. O tempo de vida útil deve ser respeitado, a fim de não expor o paciente a condições que possam caracterizar risco para aquisição de infecções e/ou maiores agravos a sua saúde.

Para as peças de hotelaria convencional o maior limitante do tempo de vida útil não é a barreira microbiana e sim a aparência do enxoval. Nesse caso, o tempo de durabilidade das peças pode variar em até 250 utilizações antes do descarte.

A qualidade, o custo e a vida útil são determinados na entrada (aquisição), processo (uso, lavagem e guarda) e saída (descarte ou evasão) como um modelo simples de sistema, conforme apresentado na figura 15.

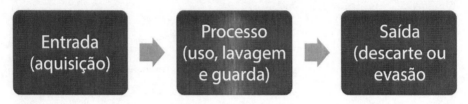

FIGURA 15 – Determinação da qualidade, custo e vida útil do enxoval.

CICLO DO ENXOVAL HOSPITALAR

O ciclo do enxoval inicia-se após a aquisição das peças têxteis.

Imediatamente após a chegada do enxoval comprado, as definições de utilização devem ser criteriosas e bem elaboradas para que ele circule em todas as etapas do ciclo do enxoval, desde o momento da coleta da roupa no ambiente do apartamento hoteleiro ou leito hospitalar, até o reúso pelo cliente com o mínimo de danos possível e com o menor desgaste possível.

O enxoval é parte componente de um ciclo hoteleiro ou hospitalar que circula entre a entrada (internação ou *check in*) e a saída (alta ou *check out*) do cliente (hóspede ou paciente), dos acompanhantes e dos funcionários. O ciclo do enxoval tem duas rotas, a suja e a limpa, conforme pode ser visualizado na figura 16.

O ciclo hoteleiro não inclui o setor de Central de Materiais e Esterilizações (CME).

O ciclo do enxoval inicia com seu uso pelo cliente da hotelaria convencional ou hospitalar e nos procedimentos hospitalares, tais como clínicos, emergenciais, de diagnósticos e cirúrgicos. Após o uso é removido do leito durante as trocas como roupa suja.

Macrociclo do Enxoval Hospitalar

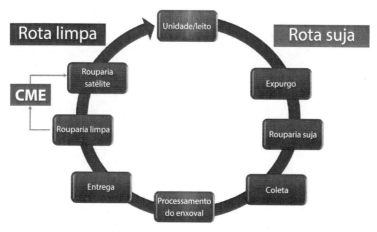

FIGURA 16 – Ciclo do enxoval. Fonte: Farias, Roberto, 2018.

A remoção da roupa suja na unidade/leito dá início ao ciclo na rota suja.

A rota suja é o caminho do enxoval após o uso nos apartamentos hoteleiros ou nos leitos e nas salas cirúrgicas hospitalares. Daí segue para o expurgo dos andares, rouparia suja, coleta e lavanderia para processamento. Na rota suja as peças de roupas não são separadas por tipo, tamanho e uso. A vigilância sanitária recomenda evitar o manuseio desnecessário da roupa usada (suja) nos hospitais. A mesma recomendação deve ser adotada no enxoval sujo da hotelaria convencional. A segurança é ponto fundamental para os operadores da roupa na rota suja.

A roupa retirada é acondicionada e enviada para o expurgo (guarda temporária da roupa suja). Do expurgo segue para a rouparia central suja, onde todas as peças utilizadas no hotel ou no hospital convergem e são guardadas temporariamente para serem pesadas e disponibilizadas para coleta da lavanderia.

Na coleta (transporte da roupa suja interna ou externa) a roupa já contada (hotelaria convencional) ou pesada (hospitais) é acondicionada em sacos ou gaiola e segue para a lavanderia. A contagem e a pesagem podem (devem) ser substituídas pela adoção de controles eletrônicos tais como o RFID.

A operação de contar e pesar tem riscos, gera erros e não agrega valor ao enxoval.

Na lavanderia ocorre o processamento do enxoval (pesagem, seleção e classificação, lavagem, secagem, calandragem, dobragem, costura, confecção de peças novas, classificação, separação, contagem, embalagem, guarda temporária e conferência). Essa operação marca o fim da rota suja e dá início à rota limpa.

Na rota limpa a lavanderia disponibiliza o enxoval para a entrega (transporte da roupa limpa interna ou externa) na rouparia central limpa do hotel ou do hospital que realiza o recebimento, a conferência e faz a guarda da roupa limpa.

A rota limpa inicia após o processamento, segue para entrega e daí para a rouparia central limpa, que é conferida por peso, por peças ou eletronicamente[40] por código de barras ou RFID. Uma parte do enxoval recebido pode permanecer na rouparia central e outra para ser reposta nas rouparias satélites (andares) e, quando necessário, para as unidades/leitos, reiniciando o processo.

Na rota limpa hospitalar o enxoval do bloco cirúrgico, que é entregue na rouparia central limpa, segue para o ciclo da CME (recebimento, preparação dos LAPs[41], esterilização e Arsenal[42]), finalizando nas salas cirúrgicas mediante demanda.

Na rota limpa as peças são separadas por tipo, tamanho e uso.

A vigilância sanitária recomenda evitar o manuseio desnecessário da roupa limpa (lavada).

Em cada uma dessas etapas de giro do enxoval podem ocorrer diversos riscos de danos e contaminações que tendem a reduzir a vida útil das peças.

Na rota suja existem os danos provocados pelas próprias manchas decorrentes do uso, de arrastes, mofo etc. Raramente existem evasões nessa rota.

No processamento da roupa, os danos podem ser decorrentes da lavagem, centrifugação, secagem e calandragem. Também são comuns os riscos de manipulação. O maior risco da manipulação é a contaminação microbiológica.

Na rota limpa, os principais danos são os físicos, de armazenamento (inadequação do ambiente) e a evasão. O uso pelos clientes também pode provocar danos principalmente se o enxoval não for adequado ao uso. A boa alternativa para reduzir os danos por inadequação têxtil ao uso é a elaboração da ficha técnica do enxoval. Nela, as principais características devem ser definidas para suprir de informações o setor de suprimentos que assim fará uma aquisição com rigor técnico e não somente pelo menor preço.

---

[40] Sugerimos que a adoção de código de barras para controle seja em pequenos volumes de peças pelo excessivo tempo de leitura e a alocação da mão de obra para preparar e fazer a leitura.
[41] LAPs, termo que significa o pacote de campos cirúrgicos preparados pela CME para cada tipo de cirurgia.
[42] Estoque de campos cirúrgicos esterilizados e pronto para uso na sala de cirurgia.

Durante o ciclo do enxoval, tanto na rota suja como na limpa podem ocorrer, em qualquer uma das etapas, diversos danos, evasão e redução da vida útil (DEV) pelo uso inadequado das peças. De todas as ocorrências, a evasão pode ser a mais crítica.

O intervalo para o giro do ciclo pode ser o de 24 horas, que é o tempo mínimo econômico para processar um enxoval na lavanderia. Portanto, os estabelecimentos assistenciais de saúde devem estar estocados nas suas devidas rouparias (central e satélites) de enxoval suficiente para atender a esse ciclo de lavagem pela lavanderia.

Na rota do enxoval na rouparia central limpa não há necessidade de "descanso[43]" da fibra. Não se deve guardar o enxoval em uma rouparia por mais de 72 horas, desde que em perfeito estado de conservação do espaço de guarda. O mais prudente é não ultrapassar as 48 horas em estoque, pois favorecem o aparecimento de contaminações no enxoval. A roupa úmida pode acelerar o crescimento biológico e danos irreparáveis podem surgir. O mais aconselhável é enviar o mais rápido possível para uso. Ver norma ISO 139 – *Textiles – Standard atmospheres for conditioning and testing*, 1973.

PARÂMETROS DA LAVAGEM E O IMPACTO NOS DIFERENTES TIPOS DE FIBRAS

O enxoval reutilizável é lavado em lavanderias industriais hoteleiras ou hospitalares. Essas lavanderias podem ser próprias ou terceirizadas. O enxoval lavado pode ser da instituição ou locado parcial ou pleno. O enxoval locado pode ser dedicado (exclusivo ao hotel ou hospital) ou do *pool* (comum a todos os clientes). Em qualquer uma das alternativas o enxoval deverá ser continuamente reposto pela instituição hoteleira convencional ou hospitalar ou lavanderia pela ocorrência de danos (químicos, físicos, microbiológicos e mecânicos), pelas perdas (evasão) que podem ocorrer ou simplesmente pelo desgaste provocado pelo tempo de uso ou vida útil.

---

[43] Para manter as características do enxoval, devem-se evitar variações de umidade e temperatura no ambiente de guarda. A norma ISO 139 – *Textiles – Standard atmospheres for conditioning and testing*, criada em 1973, determina os parâmetros ambientais para ensaios em materiais têxteis, sendo a atmosfera-padrão de temperatura de (20 ± 2ºC, umidade relativa de 65 ± 4% e atmosfera alternativa de temperatura de 23 ± 2ºC, umidade relativa de 50 ± 4% que pode ser utilizada em acordo com o cliente.

Para qualquer que seja o modelo de negócio acertado entre as partes contratantes (hotel ou hospital) e a contratada (lavanderia), existirá um custo de processamento e um de reposição desse enxoval que deve ser monitorado continuamente e controlado por inventários físicos ou eletrônicos.

A aquisição adequada dos têxteis contribui para que os danos decorrentes do uso e processamento de lavagem sejam minimizados. É importante a implantação de uma ficha técnica com dados técnicos para que a aquisição do enxoval possa garantir um mínimo de padrão para nortear o processamento do enxoval.

A adequação e a composição contribuem para aumentar a resistência, a vida útil, aumentar o tempo de uso e reduzir os custos de reposição, além de melhorar o aspecto visual e o conforto de todos os usuários do enxoval. A composição e o ciclo de processamento (lavagem) contribuem para a redução dos custos, danos e desgastes do uso e da lavagem. Quanto menor for o índice de sujidades pesadas no enxoval, menor será o tempo de processamento e a carga de produtos químicos nos tecidos.

As sujidades podem ser classificadas como leves (poeiras, suor etc.), pesadas (gorduras, óleos minerais, vegetais, sangue, secreções ou excreções de pacientes) e roupas sem sujidades, porém contaminadas (vírus, bactérias etc.). As roupas sujas após o uso seguem para os expurgos nos andares e posteriormente para a rouparia central suja, onde são pesadas e enviadas para a lavanderia.

A lavagem de roupas, ou processamento do enxoval, é o procedimento que permite que o enxoval seja reutilizado na unidade hoteleira convencional ou no hospital em perfeitas condições higiênicas. O reúso reduz o custo de aquisição de material e evita descartes no meio ambiente (peças descartáveis), onerando o custo dos resíduos.

O processamento da lavagem requer competência da lavanderia. Não se lava roupa apenas com informações internas (círculo de Sinner) sem a observância dos fatores externos, tais como tipos de fibras, composição têxtil, cores, quais as sujidades encontradas e tipo de enxoval.

O círculo de Sinner é um gráfico sinergético onde as ações tempo, química, mecânica e temperatura são elementos da composição do processo de lavagem. Porém, essas informações não são seguras nem suficientes para avaliar e garantir que o processamento do enxoval será realizado com o mínimo de custos e máxima eficiência de lavagem.

A figura 17 apresenta o círculo de Sinner.

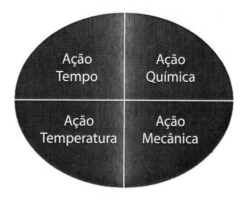

FIGURA 17 – Círculo de Sinner. Fonte: acervo dos autores.

A lavagem de roupas é um dos principais pontos de impacto na vida útil do enxoval, portanto, todos os fatores integrantes devem ser analisados. Os processos de lavagem devem sair do estreito conceito sinergético e avançar para uma visão mais ampla, uma visão sistêmica. É evidente que as sujidades nascem nos usuários e, portanto, a visão deve ser sistêmica.

"Não é a lavanderia que impacta o ambiente[44]. É o ambiente que impacta na lavanderia".

Para ampliar a visão na gestão da lavanderia e do enxoval, foi desenvolvido o gráfico de Farias[45], que é uma visão sistêmica do processamento da roupa, pois insere outros fatores que são imprescindíveis para definir o melhor e mais efetivo resultado, tais como o melhor produto, o tempo adequado à temperatura mais apropriada atendendo às características das sujidades e da composição têxtil.

Não se pode planejar o processamento da lavagem de enxovais somente com os fatores sinergéticos da lavagem. Algumas manchas, que são de rápida resolução, podem tornar-se mais difíceis de remover em razão da composição dos tecidos que podem danificar em contato com alguns produtos químicos. Alguns tipos de tecidos não suportam produtos ácidos, clorados, temperatura elevada etc. A temperatura inadequada pode provocar danos aos tecidos. Alguns

---

[44] Essa afirmação não é verdadeira no processamento na moda *jeans* por exemplo.
[45] Farias, Roberto; Picchiai Djair. Visão sistêmica na lavanderia: limites e propostas.

produtos podem provocar desbotamento ou manchas durante o processo de lavagem. Por essa razão que foi sugerido o gráfico de Farias como o novo olhar no processamento do enxoval (Figura 18).

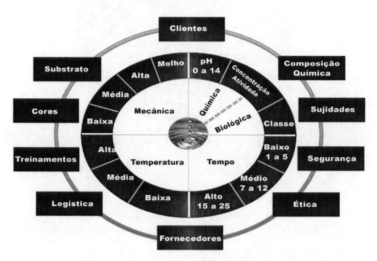

FIGURA 18 – Principais fatores do gráfico de Farias para o processamento do enxoval.

De acordo com esse conceito ficou evidenciado que para lavar roupas não basta somente a prática ou a vontade, é necessário que o processamento seja competente e que contribuam com a qualidade e vida útil do enxoval. O que importa como resultado do processamento do enxoval é o resultado do conforto e da segurança higiênico-sanitária.

O ciclo de processamento da roupa, quando inadequadamente realizado, pode contribuir para acelerar os desgastes e reduzir a vida útil da roupa. A ação de transporte e manipulação pode provocar danos físicos e manchas. A lavagem pode provocar danos químicos e mecânicos. A passadoria pode provocar danos mecânicos. A cada dano provocado gera uma aceleração do processo de descarte e uma nova necessidade de aquisição.

O enxoval, embora tenha um valor elevado de aquisição, não é considerado um bem patrimonial, mas um bem de consumo. Este bem é parte integrante do valor dos custos das diárias das unidades de internação e assistencial do hospital.

4 Ficha Técnica dos Enxovais Hoteleiro e Hospitalar

Os produtos têxteis dedicados e a serviços das hotelarias convencional e hospitalar vêm assumindo importante posicionamento no mercado como protagonistas da qualidade da hospedagem ou da internação como fator de conforto, bem-estar e segurança sanitária. Não estamos nos referindo apenas a lençóis, toalhas e fronhas, mas a todos os têxteis que fazem parte da composição do cotidiano desses equipamentos de acomodação, quer seja ele hospitalar ou hoteleiro.

Os produtos têxteis dedicados aos serviços médicos vêm assumindo importante posicionamento no mercado. Eles são utilizados na higiene, cuidados pessoais e saúde, incluindo aplicações cirúrgicas. Já os produtos têxteis dedicados aos serviços de hospedagem na hotelaria convencional também vêm assumindo importante posicionamento no mercado.

As várias aplicações dos têxteis exigem características físico-químicas bastante específicas, tais como biocompatibilidade, alta resistência a ácidos, a álcalis e microrganismos, boa estabilidade dimensional, flexibilidade, ausência de contaminações e impureza, absorção/repelência a líquidos, permeabilidade ao ar e ao vapor d'água são algumas das características geralmente desejáveis.

A verificação da conformidade desses produtos é essencial na garantia da qualidade da hospitalidade hoteleira convencional, nos serviços de saúde e segurança dos seus usuários, bem como na eficiência e confiabilidade dos procedimentos. A evolução das necessidades e aplicabilidade dos têxteis impõe desde já importante entendimento nas especificações para elaboração das fichas técnicas do enxoval, seja hoteleiro ou hospitalar.

A ficha técnica é um guia das especificações técnicas selecionadas que tem como objetivo garantir a aquisição do enxoval em conformidade com qualidade e custo do enxoval pretendido.

Especificação técnica é um documento que compreende um grupo de requisitos técnicos que um produto/serviço devem atender e que sejam compatíveis com sua aplicação final. Esse documento pode ser composto por requisitos para fabricação do produto e requisitos de desempenho, que são valores limites de propriedade física, química e/ou microbiológica com os quais o produto deve estar em conformidade.

Essas propriedades são determinadas por meio de ensaios, métodos e normas características. Para que uma norma específica técnica seja clara e assertiva, é essencial que ela tenha pelo menos três elementos:

- Propriedade e/ou características, acompanhadas das unidades de medidas, mediante a possibilidade de aplicação.
- Valores especificados para cada propriedade, acompanhados das tolerâncias, mediante a possibilidade de aplicação.
- Normas e métodos para execução dos ensaios e determinação de cada uma das propriedades/características.

As especificações técnicas são necessárias nos processos de aquisição dos produtos. Com elas o comprador disponibiliza aos principais fornecedores as informações necessárias sobre como pretende adquirir e receber o produto. Entre as várias condições, às quais os potenciais fornecedores devem atender para passar a fornecer para uma determinada empresa ou órgão, algumas delas são os requisitos técnicos especificados para cada produto. Em geral, a garantia de que o produto atende a esses requisitos se dá por meio da apresentação de relatórios técnicos e de ensaios elaborados por laboratórios especializados, que avaliam a conformidade daquele produto. Esses requisitos e parâmetros podem estar compreendidos em resoluções e normas técnicas.

O que é uma norma técnica?

É um documento estabelecido por consenso e aprovado por um organismo reconhecido que fornece, para uso comum e repetitivo, regras, diretrizes ou características para atividades ou seus resultados, visando à obtenção de um grau elevado de ordenação em um dado contexto, contribuindo para o desenvolvimento econômico e social.

Entre os benefícios do uso de normas técnicas estão a organização do mercado nacional, constituição de uma linguagem única entre produtor e consumidor, aumento da qualidade de bens e serviços, orientação das concorrências privadas e públicas, crescimento da produtividade, com consequente redução dos custos de bens e serviços, e contribuição para o aumento da economia do país e desenvolvimento da tecnologia nacional.

A normalização atende aos seguintes níveis básicos:

- Internacional.
- Regional e sub-regional.
- Nacional.
- Associação empresarial.

As normas internacionais são resultantes de acordo e cooperações entre os maiores países do mundo. Têm maior abrangência e menor especificidade, já que devem atender um maior número de usuários.

As normas regionais e sub-regionais representam os interesses de países de um mesmo continente ou de associações locais, como blocos econômicos, a exemplo do Mercosul.

As normas nacionais são restritas a um país e visam atender aos interesses de governo, das indústrias, dos consumidores e da comunidade científica. A ABNT é responsável pelo desenvolvimento e controle delas no Brasil. Na área têxtil, destacam-se as normas da ASTM (*Americam Society for Testing and Materials*) e da AATCC (*Americam Association of Textile Chemists and Colorists*).

As normas empresariais são específicas de uma única empresa e têm por objetivo estruturar e coordenar os processos de produção, de compra e de venda, entre outras operações internas.

As normas técnicas em um processo licitatório permitem que as empresas consideradas concorrentes produzam e ofereçam corretamente o produto ou serviço a ser solicitado, confirmando que as exigências colocadas pelo licitante estão sendo atendidas. Elas garantem a repetitividade e a reprodutibilidade do ensaio, ou seja, asseguram que se dois produtos iguais forem analisados em momento e locais diferentes, desde que os laboratórios sigam corretamente todas as exigências de qualidade, os resultados serão correlacionáveis.

Ao elaborar uma especificação é necessário consultar quais as normas técnicas são aplicáveis e suas validades, pois todas passam periodicamente por revisões e alterações. A verificação é importante, pois em alguns casos as normas são canceladas, ou por terem sido substituídas por outra mais adequada ou de maior abrangência.

Não se recomenda o uso de normas canceladas, pois isso compromete a confiabilidade dos resultados apresentados.

Após a pesquisa e agrupamento das normas que serão exigidas no processo de aquisição, é importante a criação de uma ficha técnica com as principais características para definir a compra do produto.

A ficha técnica deve ser elaborada por tipo de produto – não deve ser genérica.

A ficha técnica é um documento formal elaborado com base nas normas técnicas e legislações afins para definir e estabelecer quais as principais características que devem ser solicitadas para realizar a aquisição de um produto ou a execução de um serviço a ser adquirido ou executado.

O documento deve atender a todas as características que formam os pré-requisitos necessários para garantir a padronização da qualidade quando das futuras aquisições. Para serviços, a ficha técnica contribui para monitorar a conformidade e ainda prever os parâmetros necessários para a elaboração do SLA (*Service Level Agreement* – Acordo do nível de serviços) durante os contratos entre as partes.

A ficha técnica pode ser elaborada como tabela ou documento contendo as informações de relevância técnica para dar subsídios para melhorar a qualidade da tomada de decisão para o produto ou serviço a ser adquirido. Tem como objetivo garantir a manutenção da padronização dos produtos e serviços que serão comprados independentes do fornecedor selecionado.

É um documento aberto que deve ser enviado aos fornecedores para que eles possam preparar seus produtos e serviços para as próximas solicitações de aquisição de acordo com o que está sendo sugerido. Dessa maneira, os fornecedores que participarem da cotação estarão no mesmo patamar técnico. Nesse caso, a negociação por preço estará ancorada no aspecto técnico e será mais objetiva.

A maioria dos produtos tem suas especificações técnicas de fabricação e essas podem servir de garantia para se estabelecer padrões adequados de qualidade. As características específicas definem os parâmetros do produto final.

Se alguns fornecedores não apresentarem a especificação técnica quando solicitados, pode ser um sinal de que não oferecem garantia para o atendimento dado. Produtos sem especificações não devem ser adquiridos para uso profissional, muito menos para instituições de saúde.

A ficha técnica permite que o setor de suprimentos realize as compras adequadamente evitando variações na qualidade do enxoval. Pode contribuir para facilitar a seleção dos fornecedores tornando-os aptos ou inaptos para participarem da finalização do processo de licitação. Ao comprador cabe focar seu tempo especificamente na negociação com os fornecedores aptos. A habilidade para negociar será direta e plena nas condições de fornecimento (preço e prazo de entrega), inexistindo discussões polêmicas sobre... "o meu produto é melhor", já que esse processo foi definido tecnicamente.

Se todos os fornecedores aptos atendem aos pré-requisitos da ficha técnica, o esforço da gestão de suprimentos será negociar o preço. Aí sim, brigar para comprar o mais barato. Sem a leitura da ficha técnica fica difícil para o setor de suprimentos fazer sua opção de escolha sobre qual fornecedor está adequado ou não.

Existem variações técnicas do enxoval que não cabe decidir somente pelo menor preço. Ao elaborar a ficha técnica se leva em consideração características que podem contribuir para definir a mais adequada e econômica aquisição.

Para os têxteis hoteleiros ou hospitalares, alguns pré-requisitos, tais como composição têxtil (fibras e percentual), tipo, modelo, tamanho, gramatura, densidade (polegada quadrada), peso, ponto de fusão, resistência à ruptura, à tração, abrasão, tendência ao *pilling*, hidrofilibilidade e taxa de encolhimento, podem fazer parte da ficha técnica. Os gestores das hotelarias convencional e hospitalar podem decidir sobre quais requisitos devem compor a ficha técnica. Ao atender os parâmetros elaborados, o fornecedor estará qualificado para participar do processo seletivo por preço.

O enxoval não deve ser adquirido apenas pelo valor preço menosprezando as características técnicas de cada produto. É importante validar a compra após a definição das características necessárias para atender ao conforto e ao custo da utilização.

Algumas aquisições ainda são realizadas com o viés do menor preço cotado, independente das características técnicas do enxoval. A compra de um enxoval tem diversas variáveis que podem levar o gestor de hotelaria convencional ou hospitalar a cometer erros graves na decisão de um determinado fornecedor ou tipo de produto. A aquisição deve basear-se na ficha técnica, nos pilares das normas técnicas (ABNT) vigentes e no triângulo da vida útil.

A ficha técnica será o guia de qualidade na aquisição e na recepção do enxoval novo. Para elaborar a ficha técnica do enxoval hoteleiro convencional ou hospitalar é importante definir o tipo de material de acordo com sua utilização. Três fatores são fundamentais para selecionar as principais características para compor a ficha técnica: adequação ao uso, composição têxtil e ciclo da lavagem. Esses fatores formam o triângulo da vida útil do enxoval que impactam no conforto, custo e na segurança sanitária, conforme apresentamos na figura 19.

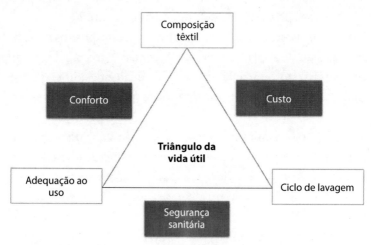

FIGURA 19 – Triângulo da vida útil. Fonte: acervo do autor.

A decisão de utilizar tecidos compatíveis com o ambiente é um ponto importante para alcançar o tempo programado da vida útil do enxoval. Tecidos inadequados podem sofrer danos pelo desgaste das fibras e interferir na sua resistência, conforto ou aparência (apresentação).

É de extrema importância que se relacione a adequação de uso com a composição têxtil. Exemplo: no caso da hotelaria convencional, as toalhas de piscina devem ter cores firmes, evitando o desbotamento pelo contato com o cloro residual da piscina.

A composição recomendada varia com o tipo de utilização, sendo as mais utilizadas para enxoval da hotelaria convencional o tecido misto com maior proporção de algodão. Claro que mediante a classificação do hotel alguns lençóis podem ser tecidos em 100% algodão, com 2.500 fios egípcios (Figura 20).

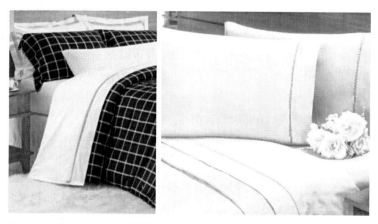

FIGURA 20 – Lençóis 100% de algodão com 2.500 fios egípcios.

O que significa a quantidade de fios em uma composição de tecidos?

Os modelos mais simples, tecidos com 150 e 180 fios, por exemplo, costumam ser produzidos em algodão ou a partir de misturas de algodão com poliéster. "Podem funcionar bem para o cotidiano, principalmente quando há necessidade de várias trocas, porém, pelo fato de esses tecidos esquentarem com facilidade, não são tão indicados para dias quentes" nem para ambientes hospitalares.

As roupas de cama a partir de 200 até 400 fios já passam a ter um toque mais delicado. Elas são mais acetinadas, muito indicadas para aquelas noites abafadas, por exemplo. Aos que priorizam o conforto extremo e o toque acetinado, os lençóis a partir de 600 fios são as melhores escolhas, pois a sensação de toque é extremamente acetinada, o que proporciona mais maciez. Outro ponto no qual esses produtos se destacam é a durabilidade.

Se o valor do produto não for um impedimento, e o conforto e a qualidade estiverem no topo de qualquer decisão, optar por luxuosos lençóis a partir de 1.000 fios. Esses tecidos, pela qualidade, têm maior durabilidade e são extremamente confortáveis e macios.

O algodão egípcio é cultivado às margens do rio Nilo, onde o clima e o solo são ideais para seu crescimento. Resulta em um tecido muito valorizado nas roupas de cama. Quanto mais longo e fino o fio do algodão, melhor será sua qualidade.

Alguns tecidos, tais como o percal, também são recomendados, desde que esses sejam de 100% algodão e acima de 200 fios. O percal, com uma trama bem fechada e toque mais próximo do algodão, é perfeito para o clima brasileiro. Ele pode também ser acetinado, com uma sensação mais suave e lisa, próxima ao cetim, porém mantém mais o calor, ideal para o inverno. O percal é um tecido por ligamentos entre trama (sentido vertical) e urdume (sentido horizontal), que lhe confere as características fina e densa. É originário da Pérsia. É geralmente composto por 100% de algodão, mas também pode ser uma mistura de outros fios em diferentes proporções. A densidade do tecido refere-se ao número de fios por polegada quadrada e algumas classificações consideram o percal apenas aqueles com densidade igual ou superior a 180 fios. A maior densidade de fios torna o tecido mais macio.

O número de fios é a quantidade existente de fios presentes em uma polegada quadrada de tecido. Quanto mais fios por quadradinho, mais macia, nobre – e de alto custo – vai ser a roupa de cama. Um jogo[46] de cama de 200 fios terá 100 fios de urdume e 100 fios de trama dentro desse quadradinho, totalizando os 200 fios. O mesmo vale para os tecidos de 400, 600 e até 1.000 fios (Figura 21).

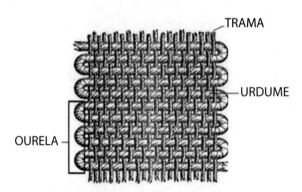

FIGURA 21 – Tipos de fio de lençol.

Um lençol com mais quantidade de fios não significa que é mais pesado do que um com uma quantidade menor. A quantidade de fios tecidos por pole-

---

[46] https://super.abril.com.br/blog/oraculo/o-que-significa-dizer-que-um-lencol-tem-200-ou-400-fios/

gada define a maciez e a durabilidade do lençol, ou seja, quanto mais fio, mais macio ele será. Quanto mais fio nessa polegada quadrada, mais suave ao toque ele vai se tornar.

A gramatura indica a relação entre metro quadrado e peso. É o número de fios por um espaço de uma polegada quadrada, que equivale a 2,54cm × 2,54cm.

Os tecidos com poucos fios apresentam espaço bem visível entre eles. Os de número médio de fios já não apresentam espaço visível entre os fios. Os de maior número de fios têm que ser feitos com fios mais finos, por isso o tecido também é mais fino.

A aquisição de tecidos com maior gramatura resulta em maior custo na lavagem. Para contratos de terceirização com cobranças por quilo de roupas lavadas, quanto mais pesadas é a roupa, maior será o valor pago pelo hospital para processar o mesmo número de peças de hospitais com enxovais com menor gramatura.

Para o enxoval cirúrgico (campos), esses devem estar adequados em composição e gramatura como garantia de segurança da barreira sanitária.

Para o centro cirúrgico, o recomendado é o tecido de algodão a 100%. Para uniformes e roupas médicas pode variar do algodão a 100%, o misto (diversas proporções %) ou algum tecido sintético como o poliéster ou a poliamida. As diferentes gramaturas não interferem no nível da segurança sanitária do enxoval. As peças mais pesadas interferem no custo da aquisição e da lavagem quando é cobrada por quilo.

Como exemplo, vamos imaginar que duas instituições hospitalares (hospitais 1 e 2) lavam, cada um deles, 400 unidades de peças de roupa diariamente. Teríamos então 12.000 ao mês (400 unidades/dia × 30 dias) ou 144.000 ao ano (12.000 unidades/mês × 12 meses). Se considerarmos 5 mudas, temos um total de 2.000 unidades (400 unidades × 5 mudas) adquiridas.

No hospital 1 o peso de cada peça é, em média, de 680 gramas, e no hospital 2, em média de 550 gramas. Com esses dados é possível elaborar uma tabela comparativa de valores pagos na lavagem em reais referente a quilo de roupa lavada pelas duas instituições apresentadas (Tabela 1).

De acordo com os dados, as 144.000 peças do hospital 1 pesam 97.920 quilos. No hospital 2, as 144.000 peças pesam 79.200 quilos. Ao preço de R$ 3,00 por quilo lavado, há uma diferença de R$ 56.160,00 ao ano, equivalente a uma economia de 19,11% com o mesmo volume lavado.

TABELA 1 – Custo de lavagem de enxoval com diferentes gramaturas.

Hospital	Itens	Peças circulantes lavadas por ano	Peso em quilos	Preço por quilo em R$	Valor total em R$	Custo e economia gerada em %
1	Peça 1 (680 gramas)	144.000	97.920	3,00	293.760,00	Custo anterior: 100
2	Peça 2 (550 gramas)	144.000	79.200	3,00	237.600,00	Custo atual: 80,88
–	Saldo	–	18.720	–	56.160,00	Economia: 19,11

Fonte: elaborada pelo autor.

Agora vamos simular a outra conta: imagine que cada peça custa, em média, R$ 40,00. Com a economia gerada de R$ 56.160,00 é possível adquirir mais 1.404 peças para estoque ou serem utilizadas para suprir a reposição por danos, desgastes naturais e evasão. Esta quantidade (1.404 peças) representa 70,20% do total de 2.000 peças adquiridas para as 5 mudas do hospital.

Portanto, a decisão de reduzir o peso (gramatura) da peça, desde que compatível com as normas e exigências sanitárias, pode atender satisfatoriamente ao cliente e reduzir o custo de reposição com o enxoval hospitalar.

Algumas instituições que locam enxovais, sejam elas hoteleiras ou hospitalares, recebem sugestões das lavanderias terceirizadas sobre os volumes e a padronização de peças do enxoval (*pool* de enxovais) como alternativa para redução de custos da locação e melhorar o desempenho na logística de fornecimento. Por vezes, as sugestões e a definição pelas peças sugeridas pelo *pool* não é a melhor alternativa para quem pretende um enxoval dedicado ou com um bom diferencial de conforto.

Já assessoramos hospitais que solicitavam para a lavanderia contratada ou a ser contratada que dimensionassem o volume, o tipo e os padrões das peças para compor o enxoval que deveria ser disponibilizado para o hotel ou hospital.

Entendemos que no dimensionamento as características técnicas, os padrões, a composição, a construção e os modelos devem ser definidos prioritariamente pela unidade contratante (hotel ou hospital); em alguns casos, poderá ser feito em conjunto pelo contratante e pela contratada (lavanderia), porém nunca somente pela contratada (lavanderia).

A decisão de participar de um *pool* de enxovais para baratear o custo da locação é uma boa alternativa, desde que o enxoval seja definido por uma combinação clara entre o hotel, o hospital e a lavanderia e que haja conformidade técnica nessa definição.

CONFORMIDADE NA AQUISIÇÃO DO ENXOVAL

A aquisição pode ser lastreada por um conjunto de parâmetros que garantam a qualidade na seleção dos fornecedores, garantia no recebimento e máximo de segurança e benefício de uso. Ela é o ponto de partida para garantir um enxoval com vida útil adequada. Esse processo deve ser realizado tendo por base as características descritas na ficha técnica e observando os fatores do triângulo da vida útil. Quando as aquisições não estão em conformidade, é possível que existam desperdícios financeiros e ainda desconforto e riscos aos usuários.

A aquisição pode ser lastreada por um conjunto de parâmetros que garantam a qualidade na seleção dos fornecedores, garantia no recebimento e máximo de segurança e benefício de uso.

Os artigos de uso odontomédico-hospitalar, por exemplo, são confeccionados em tecido plano, de malha ou nãotecido, utilizados nos procedimentos médicos por profissionais da saúde e em pacientes em leitos e equipamentos para garantir higiene, proteção e segurança. Entre as roupas hospitalares incluem-se aventais, campos cirúrgicos, máscaras, sapatilhas, luvas para banho, touca, saco para hamper, envelopes para luvas.

Os referidos itens, entre outros, são descritos na norma ABNT NBR 13546 – Roupas hospitalares: Terminologia.

A Norma ABNT NBR 13734 apresenta as especificações de características construtivas e desempenho para roupas hospitalares (Tabela 2).

As diferentes especificações para a construção dos tecidos são aceitas quando acordadas entre as partes e mediante o atendimento dos requisitos mínimos de desempenho (Tabela 3).

As dimensões das roupas hospitalares também estão especificadas em normas da ABNT, conforme apresentado na tabela 4.

Os artigos de uso hospitalar utilizados nos procedimentos médicos por profissionais de saúde, pacientes em leitos e equipamentos têm por objetivo

TABELA 2 – Especificações de características e desempenho para roupas hospitalares.

Tecido[47]	Composição	Padronagem	Gramatura (g/m²)	Densidade de fios/cm Urdume	Densidade de fios/cm Trama
T1	100% Algodão	Tela	120	29	29
T2	100% Algodão	Tela	190	29	29
T3	50% Algodão 50% Poliéster	Tela	110	29	29
T4	50% Algodão 50% Poliéster	Tela	170	29	29
Métodos de ensaio	ABNT NBR 11914	ABNT NBR 12996 ABNT NBR 12546	ABNT NBR 10591	ABNT NBR 10591	

Fonte: ABNT NBR 13734, acervo dos autores.

TABELA 3 – Características específicas e requisitos de desempenho.

Tecido	Alteração dimensional Urdume	Alteração dimensional Trama	Solidez a lavagem	Residência a tração (daN/cm) Urdume	Residência a tração (daN/cm) Trama
T1	± 5,0	± 3,0	≥ 4/5 (alteração) ≥ 4/5 (transferência)	≥ 8,0	≥ 5,0
T2	± 5,0	± 3,0	≥ 4/5 (alteração) ≥ 4/5 (transferência)	≥ 8,0	≥ 5,0
T3	± 5,0	± 3,0	≥ 4/5 (alteração) ≥ 4/5 (transferência)	≥ 8,0	≥ 6,5
T4	± 5,0	± 3,0	≥ 4/5 (alteração) ≥ 4/5 (transferência)	≥ 8,0	≥ 6,5
Métodos de ensaio	ABNT NBR 10320		ABNT NBR 10597	ABNT NBR 11912	

Fonte: ABNT NBR 13734, acervo dos autores.

garantir a higiene, a proteção e a segurança de todos. Porém, quando se visa diretamente ao preço sem realizar avaliações técnicas e garantir os padrões de recebimento, existirá a possibilidade de desperdícios de recursos ou até mesmo prejuízos que podem ocorrer em curto, médio ou longo prazo.

---

[47] As siglas da Norma ABNT NBR 13734 caracterizam os tecidos com suas diferentes utilizações, como aqueles para lençóis, fronhas e pijamas; em composições usuais no mercado atual.

TABELA 4 – Dimensões de roupas hospitalares.

Item	Dimensões	Método de ensaio
Lençóis	Largura do colchão + duas vezes a altura do colchão + 30cm para envelopamento	ABNT NBR 10589 ou ISO 22198
	Comprimento do colchão + duas vezes a altura do colchão + 30cm para envelopamento	ABNT NBR 12005 ou ISO 22198
Pijama	Conforme especificações das normas ABNT NBR 15800 e ABNT NBR 16060	ABNT NBR 12071
Demais itens	Conforme a aplicação	ABNT NBR 10589/ABNT NBR 12005 ou ISO 22198 ou ABNT NBR 12071

Fonte: ABNT NBR, acervo dos autores.

Os desperdícios e prejuízos são originados por possíveis desgastes e descartes prematuros. A recomendação para seguir as recomendações descritas na ficha técnica é o melhor caminho para a minimização de desperdícios e maximização de recursos.

Existem diversos modelos de ficha técnica e cada instituição pode estabelecer seus próprios requisitos para compor as características do seu enxoval. Elaboramos, como sugestão, um modelo de ficha técnica com base nas melhores práticas de gestão e controle do enxoval (Tabela 5).

Alguns parâmetros podem ser incluídos de acordo com o critério exigido para o material a ser adquirido. O importante é validar a aquisição mediante a apresentação e comprovação dos pré-requisitos exigidos pela ficha técnica.

A norma técnica AS/NZS 4399:1996 classifica o UPF (fator de proteção contra radiação ultravioleta) de 15 (boa proteção) até 50+ (excelente proteção). Portanto, quanto menor o grau UFP, menor será o nível de proteção proporcionado ao usuário. O espectrofotômetro de refletância é capaz de medir a transmissão dos raios ultravioleta de forma eficiente.

A padronização pela ficha técnica contribui para que a gestão possa manter a controle do padrão do enxoval adquirido. O controle contribui e é utilizado para monitorar a vida útil do enxoval, a qualidade visual e a sensação de conforto (Tabela 6).

TABELA 5 – Modelo de fixa técnica.

Característica	Norma	Especificação	Tolerância
Comprimento	ABNT 16053	Conforme modelo padrão	
Largura			
Confecção/detalhes	Conforme desenho técnico e paleta de cores	ABNT NBR 15800:2000 ABNT NBR 16053:2013 ABNT NBR 16060:2012	
Cor padrão			
Transmitância/ reflectância[48] (nm)	ABNT NBR 16695: 2018 AS ZN 4399:2013[49]	UPF (fator de proteção ultravioleta) UVR (radiação ultravioleta)	15 a 24 UPF Mínimo[50]
Etiqueta	ABNT NBR NM ISO 3758		
Linha de costura	ABNT NBR 13213:2017		
Composição	AATCC 20 AATCC 20 A	Algodão 90%	–
		Poliéster 10%	
Estrutura	ABNT NBR 12855	Felpa dupla	–
Gramatura	ABNT NBR 10591	520g/m²	± 5%
Peso da peça acabada	–	480g	± 5%
Proporção: felpa/fundo	ABNT NBR 12851	5	Mínima
Resistência à tração	ABNT NBR ISO 13934-1	Urdume: 35kgf (340 N) Trama: 35 kgf (340 N)	Mínima
Solidez da cor à lavagem	ABNT NBR ISO 105-C06 método BIM	Alteração ou Transferência da cor	Mínima
Solidez da cor à fricção	ABNT NBR IS0 105 × 12		
Solidez da cor à ação do ferro de passar a quente	ABNT NBR ISO 105 × 11 E04		
Solidez da cor: suor ácido	ABNT NBR ISO 105 E04		
Solidez da cor: suor alcalino			
Solidez da cor ao cloro	ABNT NBR ISO 105-N01		
Número de fios (lençóis)	ABNT NBR 10588		
Alongamento	ISO 5081		
Empelotamento (*pilling*)	ASTM D 3512		
Hidrofilidade	ABNT NBR 12853	Absorção imediata	–
Estabilidade dimensional	ABNT NBR 10320	Urdume: ± 2% Trama: ± 2%	

Fonte: ABNT NBR, acervo dos autores.

---

[48] https://www.deltacolorbrasil.com/espectrofotometro-reflectancia-transmitancia.html. Acesso 17/07/2020.
[49] AS ZN 4399:1996 – Sun protective clothing – Evaluation and classification.
[50] http://www.inmetro.gov.br/consumidor/produtos/roupas-protecao-uv.pdf. Acesso em 17/07/2020.

TABELA 6 – Indicadores físico-químicos RAL-GAZ 992.

Critérios dos testes para tecidos de algodão		Parâmetros RAL 992
Critérios dos testes para tecidos de algodão		Parâmetros RAL 992
Redução de resistência ao rasgamento		< 30%
Fator de dano e deterioração química da fibra		< 1%
Incrustação inorgânica nos têxteis (encardido e amarelado)		< 1%
Índice de amarelecimento dos têxteis 0% UV (Berger)		> 75%
Qualidade do alvejamento	Branco índice de Berger[51] 100% UV	> 150 mínimo
	Retenção de brancura (WG-Wert)[52]	> 170
	Matiz (FAZ)[53]	R 1,5-G 2,49
	Valor branco básico (Y-Wert)	> 85%

Fonte: RAL-GZ 992 e CHT do Brasil.

A tabela (padrão internacional) WKF[54] (Wisal-Kamal-Fabrics) ou TNO[55] também estabelece parâmetros da perda da resistência à tração após 20 (WKF) e 25 (TNO) lavagens, (parâmetros do IFI), hoje DLI[56].

A ficha técnica deve citar ainda alguns pontos tais como resistência mecânica, taxa de encolhimento, degradação têxtil, incrustações inorgânicas, grau de brancura e qualidade do alvejamento óptico.

CAMPOS CIRÚRGICOS:
CONFORMIDADE NA AQUISIÇÃO DO ENXOVAL

Os campos cirúrgicos são divididos em três grupos: os corporais, que cobrem o paciente e delimitam o campo cirúrgico; os plásticos de incisão, que cobrem a pele no local da incisão; e os campos de extremidades da ferida, colocados para cobrir as extremidades da pele quando o cirurgião faz a incisão. Os campos estabelecem limites da área demarcada e são importantes como barreira

---

[51] A medição do grau de brancura Berger/método CHT.
[52] A medição do grau de brancura é um método de Ganz e Griesser.
[53] Interpretação: matiz > 0 = branco tem tom esverdeado/matiz < 0 = branco tem tom avermelhado. A brancura com diferenças de menos de 5 unidades de Ganz parecem ser indistinguíveis para o olho humano. A matiz com diferenças de menos de 5 unidades Ganz-Griesser parece ser indiscernível para o olho humano.
[54] www.wkf.com.pk (acesso em 24/06/2013).
[55] www.tno.nl/index.cfm (acesso em 01/06/2013).
[56] www.dlionline.org (acesso em 24/06/2013).

para prevenir a contaminação. Os tipos de campos incluem os de tecido, os de tecido-nãotecido (TNT) e os de plásticos aderentes, empregados na prevenção de contaminação das adjacências (Meeker e Rothrock, 1997).

O campo cirúrgico do paciente é um material estéril para cobrir o paciente, delimitando o perímetro de incisão cirúrgica desde as áreas adjacentes a ela até as regiões mais distantes, para prevenir que microrganismos da pele do paciente e de outras áreas não estéreis alcancem a incisão.

O campo cirúrgico de mesa é um artigo estéril indicado para cobrir a mesa instrumental, mesa operatória, equipamentos e superfície em geral, a fim de impedir a passagem de microrganismos entre áreas estéreis e não estéreis.

O uso de campos operatórios para proteção dos pacientes contra possíveis infecções ao longo de intervenções cirúrgicas data desde o final do século XIX, sendo que os do tipo reprocessáveis são os mais utilizados, devido ao seu baixo custo. Eles devem possuir propriedades de repelir líquidos, barrar bactérias, sendo resistentes à tração. Os campos operatórios têm a finalidade de manter a temperatura do paciente, prevenindo que sua própria flora atinja o campo operatório (Ramos, 2003; Rhabae et al., 2000).

Nos hospitais brasileiros é comum o uso de campos de algodão para empacotar artigos cirúrgicos, isso se deve ao fato de que o orçamento dos hospitais é bastante reduzido (Rodrigues et al., 2006). Existem hospitais que fazem uso do tecido-nãotecido (TNT) para empacotar os artigos cirúrgicos.

Em relação à vida útil dos campos cirúrgicos não há consenso técnico acerca da durabilidade dos campos cirúrgicos e dos ciclos de esterilizações aos quais podem ser submetidos. A literatura demonstra que os hospitais não possuem métodos de monitoramento do uso dos campos, utilizando-os à sua exaustão, favorecendo acúmulo de microrganismos e podendo elevar a incidência de infecções do sítio cirúrgico. Alguns profissionais reconhecem falhas no controle de reprocessamento e, portanto, não têm dados suficientes para determinar o tempo de vida útil desses campos. Alguns são utilizados até rasgar ou mesmo rasgados (Monteiro et al., 2000).

CAMPOS CIRÚRGICOS: VIDA ÚTIL ADEQUADA

O uso exaustivo dos campos cirúrgicos que são reprocessáveis e que excedem sua durabilidade pode expor o paciente a riscos de infecção e maiores agravos à sua saúde?

O campo cirúrgico torna-se ineficiente como barreira microbiana após múltiplos reprocessamentos, por isso reflete maior incidência e prevalência da contaminação e/ou infecção hospitalar.

Um estudo[57] desenvolvido no Laboratório de Microbiologia do Centro Universitário da Cidade de Lins, Lavanderia e Central de Materiais e Esterilização de uma Unidade Hospitalar do município de Lins – SP teve por objetivo investigar a durabilidade dos campos cirúrgicos novos e reprocessáveis simples mistos (50% poliéster e 50% algodão), tamanhos de 50cm × 50cm, identificando sua eficácia como barreira antimicrobiana após múltiplos reprocessamentos. Para tanto, utilizou-se a metodologia alemã da *Deutsches Institut for Normüng* (DIN), empregada na realização de testes com materiais porosos. O microrganismo de escolha foi o *Staphylococcus aureus* ATCC 25.923.

Os resultados microbiológicos obtidos determinaram que a barreira antimicrobiana dos campos cirúrgicos simples 50% poliéster e 50% algodão permanece eficaz até o número limite de 50 lavagens. A partir do 55º reprocessamento, notou-se quebra da qualidade da barreira antimicrobiana dos campos onde foram retiradas amostras aleatoriamente, para análise da proliferação bacteriana.

Meeker e Rothrock (1997) apontam a perda de barreira antimicrobiana após 75 reprocessamentos. Stanewick e Taylor (*apud* Rodrigues, 2000) afirmam que campos mistos não podem exceder 40 ciclos de lavagem e esterilização. Ramos (2003) afirma que a barreira sanitária é garantida até 35 ciclos de lavagem. Rodrigues et al. (2006) afirmam que o número máximo de reprocessamento é de 65 ciclos.

Em síntese, pode-se afirmar que a utilização dos campos cirúrgicos 50% algodão e 50% poliéster não pode ultrapassar o número máximo de 50 ciclos. Seu uso acima do respectivo valor pode caracterizar risco para os clientes adquirirem infecções do sítio cirúrgico e maiores agravos à sua saúde.

Quando o enxoval é rastreado por uma tecnologia de RFID será possível monitorar sua qualidade pelo número de vezes que foi processado na lavanderia e CME. Quando não for possível o rastreamento, pode-se realizar uma análise subjetiva pela coloração dos campos cirúrgicos e estabelecer um parâmetro associativo da coloração com a diminuição da propriedade de barreira microbiana.

---

[57] Santana; Abraão; Ritz. 2009. Monografia graduação em Enfermagem, 2009.

A coloração está intimamente ligada ao desgaste das fibras do tecido que, ao liberar pigmento, também rompe gradativamente sua estrutura. Esse fato confirma-se pelas constatações da *Association of Operating Romm Nurses* (AORN) (*apud* Rodrigues, 2000), que sugere padrões qualitativos visuais para avaliar materiais com furos, desgastes e outras avarias.

A figura 22 demonstra o nível de coloração em relação à quantidade de processamentos dos têxteis cirúrgicos.

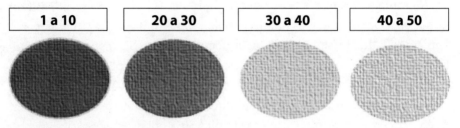

FIGURA 22 – Escala de coloração sugerida para campos cirúrgicos reprocessáveis.
Fonte: Santana, Abraão e Ritz, 2009.

A capacidade de barreira microbiológica de campos reutilizáveis está diretamente relacionada com a estrutura de sua composição, conforme estudo de Burgatti, Possari e Moderno (2004), onde campos de algodão a 100% apresentaram quebra de barreira no 6º reprocessamento.

Os campos reutilizáveis podem ser utilizados desde que seja respeitado seu tempo de vida útil e o estado de conservação. É importante que esses estejam íntegros e livres de fiapos. A ausência ou falhas de monitoramento dos campos cirúrgicos possibilitam o aumento da incidência das infecções hospitalares.

Para Monteiro et al. (2000), os enfermeiros reconheceram a falta de controle de qualidade no reprocessamento, não sendo possível determinar a meia-vida dos tecidos, onde muitas vezes os componentes são utilizados até rasgar e mesmo rasgados.

Meeker e Rothrock (1997) propõem monitorar pelo número de vezes que um material foi lavado, o que é essencial para o controle de qualidade da barreira antimicrobiana.

A AORN (*apud* Rodrigues, 2000), com base na recomendação de um fabricante de tecidos com 280 fios, determinou que o tempo de vida útil dos tecidos empregados na confecção de aventais, campos cirúrgicos e campos para embalagem pode ser de até 75 vezes o número de reprocessamentos.

No entanto, a literatura não especifica a metodologia empregada nos testes microbiológicos para embasar tal afirmação e a padronização dos tecidos para a confecção dos aventais e campos. A maioria dos hospitais não possui método de controle que possibilite a monitorização do uso dos campos cirúrgicos reprocessáveis, utilizados até seu depauperamento, favorecendo, assim, o acúmulo de microrganismos, podendo contribuir para o aumento da incidência de infecções do sítio cirúrgico, bem como a ocorrência de infecções hospitalares.

Esse fato, evidenciado pela AORN em 1999, orienta a necessidade da criação de um sistema que estabeleça o controle dos campos, aventais cirúrgicos e invólucros de tecidos ao que se refere às propriedades de barreira microbiana. Não corrobora também métodos avaliativos, evidenciando, no entanto, que esses não devem ficar limitados à contagem do número de reprocessamentos, devendo avaliar a qualidade da barreira microbiana como um todo.

Ao término deste estudo, pode-se constatar a impetração dos objetivos propostos, pois se ratificou que os campos cirúrgicos possuem um tempo de vida útil que se restringe a 50 ciclos de lavagem e esterilização, conforme a metodologia utilizada.

A durabilidade dos campos, ou seja, o tempo de vida útil, deve ser respeitada por meio de mecanismos que possibilitem um sistema de controle, a fim de não expor o paciente a condições que possam caracterizar risco para aquisição de infecções e/ou maiores agravos a sua saúde.

Embora existam divergências sobre o número de vezes ao qual um têxtil cirúrgico deva ser submetido à lavagem, seria de grande relevância para a qualidade da assistência, juntamente com a saúde e o bem-estar do paciente se os campos cirúrgicos reprocessáveis simples mistos viessem com um rótulo, explicitando sua validade, corroborada por meio de testes realizados em laboratórios com aprovação do Ministério da Saúde.

A proposta de buscar evidências sobre o uso de campos cirúrgicos reprocessáveis, no controle da contaminação da ferida operatória ou ISC, tem a finalidade de garantir segurança dos pacientes submetidos a cirurgias e também facilitar a tomada de decisão dos enfermeiros, médicos e administradores hospitalares na aquisição de materiais de barreira.

Os campos cirúrgicos são definidos, na sua maioria, como campos grandes, médio e pequenos. Podem ser simples, duplos e fenestrados. Para cada complexidade de cirurgia, um conjunto de campos cirúrgicos é definido pelo cirurgião. Esse conjunto é conhecido como LAP cirúrgico.

Os campos podem variar em formatos quadrados e retangulares e em tamanhos (ABNT NBR 12071), os quadrados de 0,35 a 1,55 e os retangulares de 0,90 × 0,60 até a 1,80 × 1,55 (Tabela 7).

TABELA 7 – Formatos quadrados e retangulares e em tamanhos dos campos.

Dimensões	Classe dos tamanhos	Especificação	
		Comprimento (m)	Largura (m)
Quadrado 1	Pequeno	0,35	0,35
Quadrado 2		0,50	0,50
Quadrado 3		0,60	0,60
Quadrado 4		0,75	0,75
Quadrado 5		1,00	1,00
Quadrado 6	Médio	1,20	1,20
Quadrado 7		1,55	1,55
Retangular A		0,90	0,60
Retangular B		1,00	0,75
Retangular C	Grande[58]	1,60	1,20
Retangular D		1,80	1,55
Campo fenestrado		10cm de fenestra	

As dimensões dos campos podem variar nas dimensões com tolerância de até ± 2%.

Os campos cirúrgicos são parte de enxovais considerados críticos e, portanto, **não devem ser adquiridos pel**a prática do menor preço. Nessas condições, podem-se comprar produtos de baixa resistência e barreira microbiológica interferindo na qualidade do tratamento cirúrgico.

Avental cirúrgico (capote cirúrgico)

O avental cirúrgico é uma vestimenta estéril, com mangas longas e fechamento cruzado nas costas, indicado para procedimentos cirúrgicos para prevenir a transferência de agentes infecciosos (provenientes da roupa e corpo) da

---

[58] Alguns campos adotam as medidas de 1,60 × 1,80 em função da largura do brim encontrado.

equipe cirúrgica para o paciente e vice-versa. A Norma ABNT NBR 16064 estabelece alguns requisitos de desempenho do avental cirúrgico (Tabela 8).

Campos cirúrgicos do paciente e de mesa

O campo cirúrgico do paciente é um artigo estéril indicado para cobri-lo, delimitando o perímetro da incisão cirúrgica, desde a área adjacente a ela até regiões mais distantes, para prevenir que microrganismos da pele do paciente ou de outras áreas não estéreis alcancem a incisão.

O campo cirúrgico de mesa é um artigo estéril indicado para cobrir a mesa instrumental, mesa operatória, equipamentos e superfícies em geral, a fim de impedir a passagem de microrganismos entre áreas estéreis e não estéreis. A Norma ABNT NBR 16064 estabelece as especificações de desempenho-padrão e de alto desempenho para campo cirúrgico do paciente (Tabela 9).

Campos simples

Os campos simples são construídos em folha única de tecido, em formato quadrado ou retangular, embainhada por costura em todo o contorno. Norma de especificação: ABNT NBR 14027. Nas tabelas 10 a 13 são apresentadas as especificações das características construtivas e desempenho para roupas hospitalares – confecções de campos simples.

Campo duplo

Os campos duplos são construídos em duas folhas de tecido, quadradas ou retangulares, embainhadas por costura em todo o contorno. Norma de especificação: ABNT NBR 14028. Nas tabelas 14 a 17 são apresentadas as especificações de características construtivas e de desempenho para roupa hospitalar – confecção de campos duplos.

CONFORMIDADE NA AQUISIÇÃO DO ENXOVAL NAS HOTELARIAS CONVENCIONAL E HOSPITALAR

A conformidade na aquisição contribui para o controle dos danos e ciclo de vida útil.

TABELA 8 – Requisitos de desempenho para o avental cirúrgico

Discriminação		Especificação				Método de ensaio
		Desempenho padrão[59]		Alto desempenho[60]		
		Área crítica[61]	Área menos crítica[62]	Área crítica	Área menos crítica	
Resistência à penetração microbiana a seco (UFC)		Não é necessário	≤ 300	Não é necessário	≤ 300	ISO 22610
Resistência à penetração microbiana a úmido (IB)		≥ 2,8	Não é necessário	≥ 6,0	Não é necessário	ISO 22610
Limpeza microbiana (CFU/100cm²)		≤ 300	≤ 300	≤ 300	≤ 300	ISO 11737-1
Limpeza de material particulado (IPM)		≤ 3,5	≤ 3,5	≤ 3,5	≤ 3,5	ISO 9073-10
Linting (log10 – lint count)		≤ 4,0	≤ 4,0	≤ 4,0	≤ 4,0	ISO 9073-10
Resistência à penetração de líquido (cmH$_2$O)		≥ 20	≥ 10	≥ 100	≥ 10	EN 20811
Resistência ao estouro (kPa)	Seco	≥ 40	≥ 40	≥ 40	≥ 40	ISO 13938-1
	Úmido	≥ 40	Não é necessário	≥ 40	Não é necessário	
Resistência à tração[63] (N)	Seco	≥ 20	≥ 20	≥ 20	≥ 20	Nãotecidos: ISO 9073-3 Tecidos: ABNT NBR 14727 ABNT NBR 13934-2
	Úmido	≥ 20	Não é necessário	≥ 20	Não é necessário	

Fonte: FArias RM, Picchiai D, Silva EA Jr. Gestão hospitalar: indicadores de qualidade e segurança higiênico-sanitários na hotelaria. Caxias do Sul, RS: Educs; 2016.

[59] Aborda requisitos de desempenho dos produtos utilizados para a saúde em procedimentos cirúrgicos invasivos.
[60] Procedimentos cirúrgicos de alto desempenho são aqueles nos quais se pode esperar maior exposição às tensões mecânicas e aos líquidos, ou procedimentos cirúrgicos mais longos.
[61] Maior risco de transferência de agentes infecciosos para incisão cirúrgica ou proveniente dela.
[62] Menor risco de transferência de agentes infecciosos para a incisão ou a partir dela.
[63] Valores mínimos especificados para ambas as direções do material: transversal ou longitudinal.

TABELA 9 – Requisitos de desempenho para campo cirúrgico.

Discriminação		Especificação				Método de ensaio
		Desempenho padrão[64]		Alto desempenho[65]		
		Área crítica[66]	Área menos crítica[67]	Área crítica	Área menos crítica	
Resistência à penetração microbiana a seco (UFC)		Não é necessário	≤ 300	Não é necessário	≤ 300	ISO 22610
Resistência à penetração microbiana a úmido (IB)		≥ 2,8	Não é necessário	≥ 6,0	Não é necessário	ISO 22610
Limpeza microbiana (CFU/100cm^2)		≤ 300	≤ 300	≤ 300	≤ 300	ISO 11737-1
Limpeza de material particulado (IPM)		≤ 3,5	≤ 3,5	≤ 3,5	≤ 3,5	ISO 9073-10
Linting (log10 – lint count)		≤ 4,0	≤ 4,0	≤ 4,0	≤ 4,0	ISO 9073-10
Resistência à penetração de líquido (cmH$_2$O)		≥ 20	≥ 10	≥ 100	≥ 10	EN 20811
Resistência ao estouro (kPa)	Seco	≥ 40	≥ 40	≥ 40	≥ 40	ISO 13938-1
	Úmido	≥ 40	Não é necessário	≥ 40	Não é necessário	
Resistência à tração[68] (N)	Seco	≥ 20	≥ 20	≥ 20	≥ 20	Nãotecidos: ISO 9073-3 Tecidos: ABNT NBR 14727 ABNT NBR 13934-2
	Úmido	≥ 20	Não é necessário	≥ 20	Não é necessário	

[64] Requisitos mínimos de desempenho para produtos utilizados em procedimentos cirúrgicos invasivos.
[65] Procedimentos cirúrgicos de alto desempenho são aqueles nos quais se pode esperar maior exposição às tensões mecânicas e aos líquidos, ou procedimentos cirúrgicos mais longos.
[66] Maior risco de transferência de agentes infecciosos para incisão cirúrgica ou proveniente dela.
[67] Menor risco de transferência de agentes infecciosos para a incisão ou a partir dela.
[68] Valores mínimos especificados para ambas as direções do material: longitudinal ou transversal.

TABELA 10 – Características construtivas do tecido.

Características	Tecido 1[69]	Tecido 2[70]	Tolerâncias	Métodos de ensaio
Composição	100% Algodão	100% Algodão		ABNT NBR 11914
Ligamento	Sarja 2 × 1	Sarja 3 × 1		ABNT NBR 12996 ABNT NBR 12546
Espessura (mm)	0,4	0,5	± 0,05	ABNT NBR 13383
Gramatura (g/m²)	0,4	260	± 5%	ABNT NBR 10591

TABELA 11 – Características da costura.

Características	Especificação de costura	Tolerâncias	Métodos de ensaio
Linha de costura (nº etiqueta)	50	NA	ABNT NBR 13213
Composição da linha	100% Algodão	NA	
Largura de embainhamento (mm)	7,0	NA	
Tipo de costura	6.03.01	NA	ABNT NBR 9397
Ponto de costura	301	NA	ABNT NBR 13096
Densidade (pontos/cm)	4,5	± 0,05	ABNT NBR 12961

TABELA 12 – Dimensões do campo simples.

Dimensões	Comprimento (m)	Largura (m)	Tolerâncias (%)	Método de ensaio
Quadrado 1	0,35	0,35	± 2	
Quadrado 2	0,50	0,50	± 2	
Quadrado 3	0,60	0,60	± 2	
Quadrado 4	0,75	0,75	± 2	
Quadrado 5	1,00	1,00	± 2	
Quadrado 6	1,20	1,20	± 2	ABNT NBR 12071
Quadrado 7	1,55	1,55	± 2	
Retangular A	0,90	0,60	± 2	
Retangular B	1,00	0,75	± 2	
Retangular C	1,60	1,20	± 2	
Retangular D	1,80	1,55	± 2	

---

[69] Tecidos conforme especificações da norma ABNT NBR 13917.
[70] Tecidos conforme especificações da norma ABNT NBR 13917.

TABELA 13 – Características específicas e requisitos de desempenho.

Características		Tecido 1	Tecido 2	Métodos de ensaio
Resistência à tração (daN/cm)	Urdume	12,5	13,5	ABNT NBR 11912
	Trama	5,5	8,5	
Resistência ao rasgo (daN)	Urdume	2,0	3,0	ASTM D 2261
	Trama	1,5	2,5	
Alteração dimensional à lavagem	Urdume	+ 1,5	+ 1,5	ABNT NBR 10320
		– 0,4	– 0,4	
	Trama	+ 1,5	+ 1,5	
		– 0,4	– 0,4	
Resistência à abrasão		–	200 ciclos	ASTM D 3886
Solidez da cor à luz	Seco	4	4	ASTM D 8432
Solidez da cor à luz	(40 horas)	4/5	4/5	ABNT NBR 12997
Fricção	Úmido	3	3	ABNT NBR 8432
Solidez da cor à lavagem	Método C1	Alteração 4 Transferência 4	Alteração 4 Transferência 4	ABNT NBR 10597
	Método C3	¾	¾	
Solidez da cor a ferro quente	Seco	Alteração 4/5 Transferência 4/5	Alteração 4/5 Transferência 4/5	ABNT NBR 10188
	Úmido	Alteração 4 Transferência 4	Alteração 4 Transferência 4	
Solidez da cor a suor	Ácido	Alteração 4 Transferência 4/5	Alteração 4 Transferência 4/5	ABNT NBR 8431
	Alcalino	Alteração 4 Transferência 4/5	Alteração 4 Transferência 4/5	
Inspeção visual		Ausência ou mínimo de defeito visual		ABNT NBR 14027

TABELA 14 – Características construtivas do tecido.

Características	Tecido 1[71]	Tecido 2[72]	Tolerâncias	Métodos de ensaio
Composição	100% Algodão	100% Algodão	NA	ABNT NBR 11914
Ligamento	Sarja 2 × 1	Sarja 3 × 1	NA	ABNT NBR 12996 ABNT NBR 12546
Espessura (mm)	0,4	0,5	± 0,05	ABNT NBR 13383
Gramatura (g/m^2)	210	260	± 5%	ABNT NBR 10591

TABELA 15 – Características da costura.

Características	Fechamento das bordas	Pesponto	Tolerâncias	Métodos de ensaio
Linha de costura (nº etiqueta)	50		NA	ABNT NBR 13213
Composição da linha	100% Algodão	100% Algodão	NA	
Largura de embainhamento (mm)	10,0	6,0	NA	
Tipo de costura	1.01.01	1.06.01	NA	ABNT NBR 9397
Ponto de costura	301	301	NA	ABNT NBR 13096
Densidade (pontos/cm)	4,0	4,5	± 0,5	ABNT NBR 12961

TABELA 16 – Dimensões do campo duplo.

Dimensões	Comprimento (m)	Largura (m)	Tolerâncias (%)	Método de ensaio
Quadrado 1	0,35	0,35	± 2	
Quadrado 2	0,50	0,50	± 2	
Quadrado 3	0,60	0,60	± 2	
Quadrado 4	0,75	0,75	± 2	
Quadrado 5	1,00	1,00	± 2	
Quadrado 6	1,20	1,20	± 2	ABNT NBR 12071
Quadrado 7	1,55	1,55	± 2	
Retangular A	0,90	0,60	± 2	
Retangular B	1,00	0,75	± 2	
Retangular C	1,60	1,20	± 2	
Retangular D	1,80	1,55	± 2	

---

[71] [1] Tecidos conforme especificações da norma ABNT NBR 13917 tipo I. Sem pré-encolhimento.
[72] Tipo II: com pré-encolhimento.

TABELA 17 – Características específicas e requisitos de desempenho.

Características		Tecido 1	Tecido 2	Métodos de ensaio
Resistência à tração (daN/cm)	Urdume	12,5	13,5	ABNT NBR 11912
	Trama	5,5	8,5	
Resistência ao rasgo (daN)	Urdume	2,0	3,0	ASTM D 2261
	Trama	1,5	2,5	
Alteração dimensional à lavagem	Urdume	+ 1,5	+ 1,5	ABNT NBR 10320
		– 0,4	– 0,4	
	Trama	+ 1,5	+ 1,5	
		– 0,4	– 0,4	
Resistência à abrasão		–	200 ciclos	ASTM D 3886
Solidez da cor à luz	Seco	4	4	ASTM D 8432
Solidez da cor à luz	(40 horas)	4/5	4/5	ABNT NBR 12997
Fricção	Úmido	3	3	ABNT NBR 8432
Solidez da cor à lavagem	Método C1	Alteração 4 Transferência 4	Alteração 4 Transferência 4	ABNT NBR 10597
	Método C3	¾	¾	
Solidez da cor a ferro quente	Seco	Alteração 4/5 Transferência 4/5	Alteração 4/5 Transferência 4/5	ABNT NBR 10188
	Úmido	Alteração 4 Transferência 4	Alteração 4 Transferência 4	
Solidez da cor a suor	Ácido	Alteração 4 Transferência 4/5	Alteração 4 Transferência 4/5	ABNT NBR 8431
	Alcalino	Alteração 4 Transferência 4/5	Alteração 4 Transferência 4/5	
Inspeção visual		Ausência ou mínimo de defeito visual		ABNT NBR 14027

A ABNT apresenta diversas normas que podem contribuir para a qualidade na adequação do enxoval hospitalar. Para Adelina Pereira[73], "As normas técnicas devem ser utilizadas como bússola nas compras hospitalares".

---
[73] Superintendente do Comitê Brasileiro de Têxteis e do Vestuário (ABNT/CB-17).

A compra do enxoval deve ser conduzida com o foco na adequação ao uso, na conformidade da composição têxtil e na resistência ao ciclo de lavagem. É nesse momento que inicia o controle da qualidade, do conforto, da segurança sanitária e da rentabilidade do enxoval.

A garantia de uma boa aquisição está na ficha técnica do enxoval.

RECEBIMENTO DO ENXOVAL NAS HOTELARIAS CONVENCIONAL E HOSPITALAR

Não existem normas na ABNT, especificamente, para o enxoval da hotelaria convencional.

As normas que orientam a padronização do enxoval da hotelaria hospitalar podem servir de guias para o recebimento desses produtos. Ao gestor da hotelaria convencional cabe elaborar algumas recomendações para definir uma ficha técnica com base na ABNT para enxoval hospitalar (algumas recomendações e características). Assim como também definir quais os tópicos que devem compor os laudos de análise que assegurem a qualidade e a conformidade do fornecedor para sua aquisição.

A conformidade no recebimento vai garantir que alguns tipos de danos ocorridos no enxoval possam ser discutidos entre o fornecedor e o comprador. Lógico que a utilização inadequada e o processamento agressivo na lavagem roupa são fatores de redução da vida útil e parâmetros necessitam ser discutidos entre o fornecedor e o comprador com o objetivo de minimizar problemas e ocorrência tais como *pilling*, encolhimento, desgastes prematuros, amarelecimento, furos nos tecidos etc.

A ficha técnica e o laudo de qualidade na entrega comprovam a existência de boas práticas de produção e podem sugerir maior confiabilidade com fornecedor. A não apresentação do laudo pode sugerir que o fornecedor não tem evidências de garantia de qualidade no produto entregue.

Nesse caso, a sugestão será analisar o material de acordo com os pré-requisitos estabelecidos e aceitos pela ficha técnica e descontar o custo no pagamento das análises no pagamento das faturas ou parcelas vincendas. Essa modelagem de atitude é essencial para definir a classificação dos fornecedores selecionados. Com atitudes e padrões conformes será possível garantir conforto e segurança sanitária aos clientes e maximização de benefícios aos produtos adquiridos.

GUARDA DOS ENXOVAIS HOTELEIRO E HOSPITALAR

A guarda adequada do enxoval nas rouparias é de extrema importância para sua garantia de vida útil. Quando não há atendimento de alguns pré-requisitos e os materiais têxteis são duvidosos é provável que existam prejuízos no curto, médio e longo prazo.

Grande[74] parte dos materiais têxteis é higroscópica, ou seja, é capaz de absorver o vapor de água em um ambiente úmido ou de perdê-lo em um ambiente muito seco. Muitas propriedades de uma fibra podem ser alteradas pelo teor de vapor d'água que ela contém, como as dimensões, a resistência à tração, a resistência elétrica e a rigidez, ou seja, um tecido em uma atmosfera úmida pode apresentar características muito distintas desse mesmo tecido em uma atmosfera seca, por exemplo.

A roupa não deve ser acondicionada em locais úmidos, com mofo (alto risco de danos), fungos, com riscos de vazamentos da rede de água, esgotos etc., com incidência de luz solar e poeiras, infestações de pragas, vetores, pássaros e roedores, sobre estantes de madeira, ou metais (aço, carbono, inox) com oxidações e ranhuras (danos de rasgos e manchas), no mesmo ambiente que contenha alguns tipos de produtos químicos voláteis (ácidos e oxidante, tais como cloro, por exemplo).

O tempo de guarda e a exposição do enxoval podem ser um fator de risco de danos. Não se deve guardar o enxoval em rouparia limpa ou suja por mais de 72 horas mesmo em perfeito estado de conservação do espaço de guarda. O mais prudente é não ultrapassar às 48 horas de guarda, pois favorecem o aparecimento de danos e contaminações no enxoval.

Esses fatores podem ocasionar problemas no estoque, na rouparia central, nas rouparias satélites, nos expurgos e na rouparia suja. Nos expurgos e rouparia suja quanto mais rápida for coletada para processamento na lavanderia menor será o risco de danos. A roupa úmida pode acelerar o crescimento biológico e danos irreparáveis podem surgir. O mais aconselhável é enviar o mais rápido possível para lavagem.

Na guarda de roupa, as fichas técnicas devem ser elaboradas com relação a manuseio, ambiente de guarda temporária, tempo de estoque e exposição. Para manter as características do enxoval, devem-se evitar variações de umidade e

---

[74] http://superaparque.com.br/upload/20180131-010141-1589-Manual_texteis.pdf.

temperatura no ambiente de guarda. A norma ISO 139[75] – *Textiles – Standard atmospheres for conditioning and testing*, criada em 1973, determina os parâmetros ambientais para ensaios em materiais têxteis, sendo a atmosfera-padrão de temperatura de 20 ± 2°C, com umidade relativa de 65 ± 4%, atmosfera alternativa de temperatura de 23 ± 2°C e com umidade relativa de 50 ± 4% que pode ser utilizada em acordo com o cliente.

PROCESSAMENTO E LAVAGEM DO ENXOVAL NAS HOTELARIAS CONVENCIONAL E HOSPITALAR

De acordo com Lisboa (1998), Bartolomeu (1998), Castro e Chequer (2001), Torres e Lisboa (2001) e Farias (2006 e 2016), o setor de lavanderia é um dos mais importantes serviços de apoio ao atendimento dos clientes das hotelarias convencional e hospitalar, sendo responsável pelo enxoval desde sua utilização no apartamento ou leito até seu retorno em condições ideais de reúso.

As etapas envolvidas no processamento do enxoval são classificadas como seleção, acondicionamento, coleta e transporte da roupa suja dos diferentes setores de uso hoteleiro ou hospitalar; recebimento e lavagem da roupa suja na lavanderia; secagem e calandragem da roupa limpa; separação e transporte da roupa limpa da lavanderia para a rouparia central limpa; armazenamento e controle de estoque da roupa limpa para a rouparia dos andares ou copa nos hotéis e rouparia satélite do hospital. Também podem estar incluídos nesse processo a confecção e o reparo das roupas.

Bartolomeu (1998, p. 11) acrescenta que "o serviço de lavanderia, rouparia e costura de um hotel ou hospital é de suma importância, pois a eficiência de seu funcionamento contribuirá para a eficiência da unidade".

A lavagem do enxoval tem importante relação na qualidade e deve atender aos pilares de conforto e segurança higiênico-sanitária. Segundo o dicionário[76] *On-line* da língua portuguesa, conforto é "tudo o que constitui o bem-estar material" e segurança é a "ação ou efeito de segurar. Situação do que está seguro, afastamento de todo perigo" e Higiene é: "estar em conformidade com os princípios da higiene".

Para Farias (2014), transpondo o significado de conforto, segurança e higiene, conforme dicionário citado, para conforto e segurança higiênico-sanitária do enxoval hoteleiro ou hospitalar é possível construir as seguintes definições:

---
[75] https://www.iso.org/standard/35179.html

Conforto:

"Como conforto entende-se o bem-estar material do enxoval pela ausência de sujidades aparentes, manchas, desbotamentos, encardidos, amarelados, asperezas, *pillings*, rasgos, odores inadequados ou outras características diferentes do padrão de um enxoval de hotelaria convencional ou hospitalar".

Segurança higiênico-sanitária:

"Como segurança higiênico-sanitária entende-se o afastamento do perigo e a conformidade da higiene com ações seguras definidas pela ausência, no enxoval, de contaminações por microrganismos patógenos que possam sugerir riscos à saúde do usuário".

O conforto e a segurança sanitária são pré-requisitos para o funcionamento da hotelaria convencional e dos hospitais, esses regidos pela legislação sanitária e RDC[77] Anvisa.

A lavanderia é parte integrante principal na garantia do conforto e segurança sanitária para todos os usuários do enxoval das hotelarias convencional e hospitalar.

Para Torre (2001), Castelli (2003), Farias (2006 e 2016) e Lisboa (2014), a hotelaria envolve o rito da hospedagem e a dinâmica dos setores operacionais. Para Farias (2014) "É uma estrutura estática convivendo num ambiente dinâmico cuja visão estratégica deve ser sinergética, sistêmica e situacional".

No processamento do enxoval na lavanderia, é a natureza da sujidade que vai determinar como os itens devem ser ordenados e processados. O Reino Unido recomenda que a triagem das roupas usadas (suja) e infectadas seja realizada imediatamente para evitar sujar as outas peças e evitar contaminações no ambiente. Recomenda também que sejam lavadas com temperatura. A roupa contaminada[78] é gerada em hospitais, casas de saúde, asilos e similares, ambiente domiciliar (*home care*) e em qualquer lugar que o uso e o cuidado das pessoas doentes ou não são realizados.

---

[76] http://www.dicio.com.br/conforto. Acesso em 15/11/2014.
[77] Reunião da Diretoria Colegiada.
[78] III workshop: UFV, 18/10/2007. Balbino, Lauro, Fontes e Lisboa.

Essa mesma recomendação é aplicada para unidades hoteleiras convencionais e lavanderias domésticas em conformidade com a tabela RKI[79] RAL-GZ da EN 14065:2002.

A natureza da sujidade na lavanderia depende da fonte, e em níveis mais extremos, por exemplo, em ambientes domésticos, hoteleiros, hospitalares e de enfermagem, é provável que incluam sangue, exsudato de feridas, escarro, saliva, suor e urina, bem como vômitos e fezes. Também é importante reconhecer que os resíduos dos corpos ensanguentados, tais como urina, podem também servir como uma fonte potencial de infecção.

Para Bacelli et al. (2005), as roupas hospitalares representam todo e qualquer material de tecido e nãotecido[80] utilizado dentro de hospitais. Incluem lençóis, travessas[81], fronhas, cobertores, toalhas, colchas, cortinas, roupas de pacientes, de funcionários, campos cirúrgicos, propés, aventais, panos de limpeza etc. e que necessitam passar por um processo de lavagem e secagem para sua reutilização.

Em um aspecto geral, é possível comparar o enxoval na hotelaria convencional com características do tipo de sujidades do utilizado nos hospitais (sangue, fezes, urina, impurezas ambientais, suor, alimentos etc.), porém em menor grau de volume e risco.

As sujidades são classificados como inorgânica e orgânica (Quadro 22).

QUADRO 22 – Tipos e origens das sujidades inorgânica e orgânica.

Tipos de sujidades	Origem das sujidades	Exemplos
Inorgânica	Resíduos de água dura	Cálcio e magnésio
	Resíduos metálicos	Ferros e outros óxidos
	Resíduos alcalinos	Películas que se formam quando um detergente alcalino não é devidamente enxaguado
Orgânica	Resíduos de alimentos	Resto de alimentos
	Resíduos de petróleo	Óleos lubrificantes e outros
	Resíduos que não contêm petróleo	Gordura animal e óleos vegetais

Fonte: acervo do autor.

---

[79] E-ISSN: 2316-3712 DOI: 10.5585/rgss.v5i1. pág. 178 Farias/Picchiai/ Silva Junior. Revista de Gestão em Sistemas de Saúde – RGSS Vol. 5, N. 1. Janeiro/Junho. 2016. O controle higiênico-sanitário como indicador de desempenho e qualidade na lavanderia hospitalar.
[80] Não serão avaliados os nãotecidos por serem descartáveis.
[81] Barra de tecido para forração na cama do hospital que permite apoio na transferência do paciente acamado.

Um dos diferentes tipos de enxoval que não tem comparativo e semelhança entre as unidades hoteleiras convencionais e hospitalares são os campos cirúrgicos de uso exclusivo para cirurgias em hospitais, clínicas etc. e que têm limites de vida útil não somente pela aparência, mas principalmente pela sua função de barreira sanitária.

LAVAGEM DOS CAMPOS CIRÚRGICOS E O IMPACTO NA VIDA ÚTIL

Para Magalhães (1983), os campos cirúrgicos reutilizáveis são porções de tecido grosso de algodão, de formato retangular ou quadrado e com variadas dimensões. Podem ser chamados de simples, quando possuem apenas uma lâmina de tecido, e duplos, quando constituídos por duas lâminas unidas por costura. Podem ser vazados, com orifícios circulares, ovais ou retangulares (campos oculares ou fenestrados), utilizados em cirurgias de regiões operatórias muito pequenas. Reduzem o impacto ambiental pela possibilidade de múltiplos reprocessamentos (Ramos, 2003).

Para Silva, Rodrigues e Cesaretti (1997), o campo de algodão possui como características ser de fácil conservação, resistente e durável, gerando economia devido ao seu baixo custo, sendo de fácil manuseio.

Segundo Ramos (2003), os campos cirúrgicos reutilizáveis da nova geração são, normalmente, compostos laminados, incluindo uma membrana intermediária com microporos que asseguram o efeito barreira aos microrganismos. Para isso, é necessário que o campo seja constituído de material resistente ao sangue, soluções aquosas e atritos, além de ser tão livre de fiapos quanto possível.

O campo deve permitir a penetração de vapor sob pressão ou gás para poder ser esterilizado em ambiente hospitalar. Deve também permitir a formação de dobras para que o profissional usando luvas possa manuseá-los com facilidade e segurança. As dobras correspondem aos ângulos extremos dos campos e devem estar presentes nos dois cantos, ambos do mesmo lado, da superfície dos campos para favorecer sua abertura para cobrir determinadas regiões (Meeker e Rothrock, 1997; Magalhães, 1983).

Esses campos podem ser submetidos a processos de lavagem e esterilização a vapor. Tais procedimentos fazem com que a textura das fibras aumente. Em contrapartida, o processo de secagem desse material encolhe as fibras do tecido. Esses ciclos resultam no afrouxamento das fibras que alteram a estrutura do pano, sendo necessário um sistema para monitorizar o número de vezes que o campo foi lavado, para assegurar sua efetividade como barreira (Meeker e Rothrock, 1997).

De acordo com Rodrigues et al. (2006), a lavagem dos campos cirúrgicos de tecido em hospitais não deve exceder o número de 65, devido à alteração sofrida em sua barreira após vários reprocessamentos, o que a torna ineficaz. Ramos (2003) afirma que, mediante os testes realizados, o efeito barreira dos têxteis cirúrgicos é garantido até os 35 ciclos de lavagem. Outros autores afirmam que o melhor número é de 40 lavagens no máximo.

Após diversos ciclos de reprocessamento, os campos cirúrgicos sofrem mudanças nas suas estruturas, devido ao desgaste de suas fibras, o que ocasiona a diminuição gradativa de suas propriedades de barreira. Esse fato vai de encontro com as afirmações de Burgatti (2007, p. 116) que constatou que quanto maior o número de lavagens, tanto maior o desgaste do tecido, reduzindo sua habilidade de repelir líquido e de prevenir passagem de microrganismos.

Meeker e Rothrock (1997) propõem, em sua literatura, um sistema para monitorizar o número de vezes que um material foi lavado, o que é essencial para o controle de qualidade da barreira antimicrobiana. No laboratório foram realizados contaminações e testes para avaliação da barreira microbiana; na lavanderia, os processos de lavagem; e na CME, os ciclos de esterilização.

LAVAGEM DO ENXOVAL DAS HOTELARIAS CONVENCIONAL E HOSPITALAR E O IMPACTO NA VIDA ÚTIL

O processamento do enxoval das hotelarias convencional e hospitalar tem como objetivo garantir o reúso dessas peças em perfeitas condições higiênicas e sanitárias. O enxoval hospitalar é composto por lençóis, fronhas, travessas, toalhas de banho, rosto e piso, roupas privativas de funcionários e da equipe assistencial.

O enxoval no processamento é classificado pela sujidade (leve, pesada e superpesada), pela composição têxtil (fibras de algodão a 100%, fibras mistas – algodão poliéster em diversas proporções), pela construção da peça (planas, felpas e uniformes).

Quanto maior o nível de sujidade, maior o tempo de processamento e da dosagem de produtos químicos. Esse nível tem maior impacto na resistência do enxoval com aumento da agressividade e redução da vida útil. Portanto, na lavanderia, quanto maior a proporção de sujidade leve obtida pela classificação na entrada da roupa, menores serão os desgastes do enxoval com consequente aumento da vida útil do enxoval.

Para Farias, 2011,

> *A sujidade é um residual – físico, químico ou biológico – considerado estranho ao produto original, capaz de provocar "efeitos deterioráveis", detectados pelo paladar, visão, olfato, audição, tato (organolépticos), pela modificação do sabor, cor, aspecto, do odor (mau cheiro) e toque. Pode provocar lesões biológicas, químicas, físicas e reações psicológicas (sensação de desconforto e insatisfações) adversas ao homem.*

Segundo Jakobi e Löhr (1987, p. 11), normalmente as sujidades são originadas por poeiras atmosféricas, excreções animais, excreções humanas, impurezas domésticas, impurezas comerciais, impurezas industriais. As sujidades em ambientes indevidos são resultado dos hábitos de higiene, alimentares; comportamentais e culturais; atividade empresarial e social e tipos de regiões. Estudos realizados, segundo o Senac[82] (s.d.), resultaram na identificação da composição média das sujidades comuns na hotelaria. Para que a sujidade hospitalar depositada no enxoval seja removida, ocorre um processo. Esse acontece na lavanderia hospitalar.

O processamento da roupa não é somente uma operação da lavadora de roupas. Outros equipamentos podem impactar na vida útil do enxoval, tais como centrífuga (torção indevida), secadora (perda de fibras de algodão), calandra (repuxo), dobra e transporte.

No processamento da roupa, os riscos de danos são: indicação dos produtos químicos da fórmula de lavagem (dosagem, carga de roupas, tempo de batida, tipo de produto, temperatura), esforço mecânico no manuseio. Na centrifugação, ocorrem por falhas de alinhamento das peças nas centrífugas. Nos secadores ocorrem por baixo volume de roupa, tempo excessivo e secagem indevida (maior tempo e temperatura do que o necessário). Temperaturas elevadas tendem a secar as fibras além da umidade segura e com isso provocar

---

[82] Senac – Especialização em lavanderia para governantas de hotel. São Paulo – SP.

danos. A secadora também pode enfraquecer as fibras de acordo com o tipo de aquecimento (vapor, gás e elétrico).

A calandra também é outro equipamento que pode provocar danos por mau uso (roupas que podem ser queimadas em tempo e temperaturas inadequadas) e na fase de calandragem por desajuste (repuxo) da calandra e falhas nas guias das peças. Outros pontos que podem provocar a redução de vida útil são os danos físicos provocados por ranhuras e pontos perfurocortantes.

Para cada fase de processamento na lavanderia é importante que as tarefas sejam bem definidas e as equipes capacitadas com a finalidade de maximizar a vida útil do enxoval.

As tarefas e as fichas técnicas podem contribuir para padronizar o processamento do enxoval, mantendo o aspecto visual e conforto. O foco é garantir que os custos e previsões da vida útil sejam atendidos eficazmente.

A classificação do enxoval na entrada da lavanderia, por tipo de sujidade, tem grande impacto na sua vida útil. Não se deve lavar um lote de roupas considerado de sujidade leve em um processo pesado. Quanto mais pesada a sujidade, maiores serão o tempo e a dosagem de produtos químicos utilizados na lavanderia, e maior serão a velocidade de desgastes naturais e as perdas prematuras do enxoval por desgastes provocados por produtos químicos e equipamentos.

5 Classificação e Processamento do Enxoval com Sujidades

Classificar é dividir, separar, organizar, nomear etc. Tem como sinônimos distribuição, divisão, separação, partilha, repartição, seriação, graduação, categoria, hierarquia, posição, categorização, qualificação etc. A classificação é a distribuição sistemática em diversas categorias de acordo com analogias e caracteres comuns. Na lavanderia a classificação está presente em todas as fases do ciclo de lavagem, desde a coleta da roupa até a entrega ao cliente final. O sucesso da lavagem inicia na classificação da roupa.

A classificação é um dos quatro pilares (comunicação[83], manipulação[84] e atendimento[85] são os outros três) do ciclo da lavagem de roupas. Quanto mais efetiva for a classificação, melhor a relação entre capacidade nominal e produtiva da lavanderia, com impacto direto na rentabilidade e na vida útil do enxoval.

Classificar favorece a redução do tempo de processamento do enxoval.

O *lead time* da lavagem é favorecido e ainda pode contribuir com a redução do consumo de insumos (produtos, água, vapor etc.), turnos de trabalho, horas-extras etc., retrabalho com relaves, fatores de *Sinner*, danos físicos/químicos, desgaste natural do enxoval e custo fixo pelo aumento da capacidade produtiva da lavanderia.

A classificação faz girar o ciclo da roupa. A não classificação pode gerar falhas na qualidade com insatisfações financeiras pelo retrabalho não controlável e pela expectativa do cliente da lavanderia.

---

[83] Ciclo *input/process/output* e *feedback*. Fundamento da melhoria contínua e da teoria dos sistemas.
[84] Risco na entrada da roupa suja (homem contaminado) e saída da roupa (homem contaminante).
[85] Logística da roupa. Dar e receber no prazo certo, no setor certo, na quantidade certa, no padrão certo.

CLASSIFICAÇÃO DO ENXOVAL

É a fase do processamento que oferece maior probabilidade de acidentes físicos, químicos e biológicos aos trabalhadores e danos no enxoval devido a objetos esquecidos, tais como perfurocortantes, ou ainda devido a contaminações de produtos químicos de limpeza e a própria manipulação inadequada que pode provocar manchas de arraste, ferrugem e outras.

Nas lavanderias dos serviços de hotelaria convencional ou hospitalar esses riscos podem ser agravados com infecções, danos físicos e danos ergonômicos. As infecções associadas a essa fase têm sido atribuídas à inadequação na higienização do ambiente, ao excesso de materiais nas roupas nas hotelarias convencional e hospitalar e ao não uso ou uso inadequado dos EPI (Anvisa, 2009).

Segundo a Anvisa (2009), são considerados objetos estranhos qualquer tipo de material (orgânicos/inorgânicos/físicos, químicos e biológicos) e, em qualquer volume, quantidade ou formato que podem, além de aumentar a exposição ocupacional a lesões e infecção, danificar os equipamentos e tecidos. Nessa etapa é fundamental que o operador esteja paramentado com os EPI apropriados.

Embora os riscos da roupa da hotelaria convencional não possam ser comparados com a roupa hospitalar, eles existem e, portanto, também devem ser considerados, principalmente em momentos de epidemias e pandemias. O uso de EPI também deve ser obrigatório na hotelaria convencional no momento da manipulação e principalmente na classificação na área suja.

A classificação na roupa suja tem como objetivos agrupar as peças que podem ser lavadas em conjunto, de acordo com o grau de sujidade, e suas características têxteis. Exemplo: roupas hospitalares com sangue são separadas das que não têm sangue e ao mesmo tempo separando lençóis de toalhas, de uniformes e de campos cirúrgicos. Na hotelaria convencional a mesma lógica deve ser adotada. Em linhas gerais, as lavanderias e os fabricantes[86] de produtos químicos classificaram as sujidades encontradas nas roupas como leve, média, pesada e superpesada.

Na maioria das vezes, a classificação atende a setores e têxteis específicos, tais como:

- Sujidade leve: roupas planas para hospedagem.
- Sujidade média: roupas planas como toalhas e felpas.
- Sujidade pesada: roupas de A&B, manutenção, limpeza etc.

---

[86] Ecolab, Henkel, Unilever, Indeba, Becker, Quimisa, Diversey, Nippon, entre outros.

As sujidades na hotelaria convencional são originadas por bebidas, alimentos, excrementos humanos, graxas e óleos, produtos de higiene e limpeza, resíduos de polimento de metais, batom, maquiagem etc.

A classificação na roupa hospitalar pode ser definida como:
- Sujidade leve: roupas sem manchas (contaminadas ou não).
- Sujidade pesada: roupa com algumas manchas de sangue, óleo etc.
- Sujidade superpesada: roupas com sangue excessivo, fezes e urina.
- Roupas contaminadas.

Nos estabelecimentos assistenciais de saúde, com a implantação da hotelaria hospitalar, o perfil das sujidades foi ampliado. As sujidades podem ser originadas por bebidas, alimentos, excrementos humanos, graxas e óleos, produtos de higiene e limpeza, resíduos de polimento de metais, batom, maquiagem etc., além das sujidades como medicamentos, excrementos corporais, sangue, fezes, urina etc.

A implantação da hotelaria hospitalar sugere novos conceitos de atendimento aos clientes da saúde. É necessário um reposicionamento da visão das necessidades e impactos na lavanderia hospitalar quanto aos novos tipos de enxoval e das novas sujidades. Novos comportamentos humanos geram novas formas de atendimento.

PARÂMETROS PARA A CLASSIFICAÇÃO DA ROUPA SUJA

As roupas são classificadas em função do grau de sujidade, cor, tipos de fibras, composição e formatação dos tecidos. As peças contaminadas são classificadas como infectadas, independente do grau de sujidade.

Os parâmetros são:
- Grau de sujidade: contaminadas ou não.
    - superpesada: roupas absorventes com elevada taxa de sujidades;
    - pesada: manchas aparentes de origens animal, vegetal, mineral e humana;
    - média: poucas manchas aparentes;
    - leve: sem manchas aparentes.
- Coloração: essa classificação reduz novas manchas na roupa.
    - roupas brancas;

- cores claras;
- cores firmes;
- cores desbotáveis.

- Tipos de fibras têxteis: taxa de absorção, resistência termoquímica etc.
  - fibras naturais;
  - fibras artificiais;
  - sintéticas;
  - fibras mistas.

- Tipos (família) de roupas: formato, tamanho e/ou tipo de peça.
  - planas: lençóis, colchas, fronhas, cobertor etc.;
  - felpas: toalhas, roupões etc.;
  - A&B: toalhas de mesa, cobre-manchas, guardanapos;
  - funcionários: uniformes (camisas, camisolas, calças, aventais etc.);
  - decorativas: cortinas, tapetes, carpetes etc.;
  - auxiliares: panos de limpeza, mops etc.;
  - hóspedes: camisas, vestidos, calças, pijamas;
  - roupas cirúrgicas: campos, jalecos, aventais etc.

Os absorventes, tais como compressas cirúrgicas, fraldas etc., devem ser descartados como lixo hospitalar. Outras peças pequenas podem ser colocadas em sacos de lavagem específicos para o processamento, desde que atendam à hierarquia da classificação.

A classificação beneficia a distribuição da roupa nas câmaras de lavagem nas lavadoras com cestos bi e tripartidos e evita esforço na rotação e reversão e o desbalanceamento da lavadora na etapa de centrifugação (lavadora extratora) pela diferença da densidade da roupa (peso/volume), os diferentes formatos e a taxa de absorção da água pelas fibras têxteis.

A distribuição evita danos ao material têxtil por excesso de repuxo das fibras.

A definição do tempo para centrifugação é mais uma vantagem da classificação. Roupas com diferentes tipos de fibras têm taxas variadas de absorção de água e com isso exigem tempos diferenciados de centrifugação. Tempo é dinheiro. No acabamento úmido, os lotes de roupas já agrupadas potencializam as etapas de secagem e calandragem. Isso é produtividade.

QUALIDADE DA CLASSIFICAÇÃO DA ROUPA SUJA

A classificação das sujidades deve ser realizada, preferencialmente, na origem, durante a coleta nos setores utilizadores do enxoval. Esse procedimento melhora o *lead time* do ciclo da lavagem da roupa. O sistema pode ser definido conforme o quadro 23.

QUADRO 23 – Classificação do enxoval por cor, fibras, tecidos e sujidades.

Classificação das sujidades na origem			
Por tipo de sujidades			
Pesada	Média	Leve	Contaminadas
Classificação na lavanderia			
Cor	Cor	Cor	Cor
Fibras	Fibras	Fibras	Fibras
Tecidos	Tecidos	Tecidos	Tecidos

Fonte: acervo do autor.

A classificação resulta em ganhos pela agilidade (tempo e procedimentos) na lavanderia. Esses ganhos são sentidos em três tempos:

a) imediatamente: na lavanderia por lavagens rápidas e eficientes;
b) a médio prazo: na rouparia pelo maior equilíbrio no giro de estoque; e
c) a longo prazo: pelo aumento de vida útil e pela menor reposição de enxoval.

ETAPAS DA CLASSIFICAÇÃO E OPERAÇÃO DO ENXOVAL HOSPITALAR

A classificação deve ser uma constante no ciclo operacional da lavagem de roupas. Porém, quais são essas fases? A classificação deve iniciar na remoção da roupa na unidade de uso/leito até seu retorno ao leito (Figura 23).

Retirada do enxoval hospitalar ou hoteleiro nas unidades/leitos

A roupa suja deve ser retirada do apartamento/leito e imediatamente acondicionada em saco hamper (plástico ou tecidos).

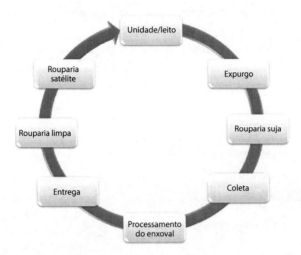

FIGURA 23 – Ciclo operacional do enxoval. Fonte: acervo do autor.

As peças de roupas muito molhadas devem ser coletadas em sacos plásticos de uso único. O objetivo é impedir o risco de contaminação pelo vazamento de líquidos no ambiente e no funcionário. As roupas contaminadas devem utilizar o mesmo procedimento. Os sacos devem ter qualidade suficiente para resistir ao peso da roupa, de modo a não romper durante sua manipulação e transporte (Otero, 2000).

Os sacos de tecido são adequados para a maioria das roupas secas sem sujidades úmidas ou peças molhadas. Os sacos de tecidos devem ser submetidos ao mesmo processo de lavagem da roupa antes de serem reutilizados (Health Canada, 1998; CDC, 2003).

Os sacos plásticos são de uso único e sugere-se que possuam cor diferente dos sacos de resíduos (cores de resíduos sólidos), evitando, com isso, confusão, troca dos sacos e destino errado. Devem ser fechados adequadamente de forma a impedir sua abertura durante o transporte, não exceder ¾ da sua capacidade (Health Canada, 1998; Waikato District Health Board Policy, 2006) e armazená-los em local destinado para esse fim. Segundo a RDC 50/02, pode ser a sala de utilidades (Brasil, 2002).

Não é aconselhada a utilização de saco solúvel, uma vez que esse requer o uso de água quente para sua dissolução. O custo também é maior.

A coleta deve ser realizada em horário predeterminado, visando sempre à redução da movimentação da roupa suja pelas áreas de circulação social dos clientes do hotel ou do hospital. Essa deve permanecer o menor tempo possível "circulando" na unidade geradora antes de ser transportada para o setor de processamento. O local destinado para o armazenamento da roupa suja na unidade geradora deve ser arejado e higienizado, conforme rotina preestabelecida, a fim de se evitar o aparecimento de insetos e roedores.

A roupa suja deve ficar armazenada em ambientes apropriados. Nos hospitais, a roupa segue para o expurgo, e na hotelaria convencional, para a copa[87] dos andares. Do expurgo ou copa, são transportadas para a rouparia suja (lavanderia terceirizada) ou diretamente para a lavanderia (lavanderia não terceirizada).

Nos hospitais, a retirada do enxoval dos leitos ocorre com a troca programada ou não programada pela equipe de enfermagem ou camareiras. A troca ocorre, na maioria das vezes, na presença do paciente e, normalmente, dos familiares. No leito hospitalar encontramos o enxoval destinado a cama/leito, dos banheiros, do paciente, do acompanhante e os extras para paciente/acompanhante.

O enxoval do acompanhante praticamente não contém sujidades pesadas. Porém é acondicionado no mesmo hamper das roupas sujas, sujando as roupas limpas. O enxoval dos banheiros, de alguns pacientes e dos leitos também, pode não conter sujidades pesadas, embora todas as peças devam ser consideradas contaminadas em função do risco do ambiente hospitalar.

Nos hotéis, a retirada normalmente ocorre sem a presença do hóspede, o que facilita a ação de retirada, classificação e troca do enxoval na cama.

As etapas do processo de remoção do enxoval consistem em:

- Remover objetos diferentes do enxoval[88] (instrumentos, perfurocortantes etc.).
- Trocar o enxoval dos leitos.
- Trocar o enxoval dos banheiros.
- Trocar o enxoval do cliente.
- Remover e trocar o enxoval do acompanhante (se existir).

As roupas removidas do leito são colocadas no carro hamper. Os sacos plásticos dos hampers podem ser transparentes ou leitosos, devem ser de uso

---

[87] Rouparia satélite utilizada para a reposição rápida do setor de governança – estoque rápido.
[88] Caso o perfurocortante seja encontrado na roupa, deve-se removê-lo com pinça auxiliar e mãos enluvadas e descartar em coletor próprio.

único e com cor diferente dos sacos de resíduos para evitar destinos errados de ambos (Figura 24).

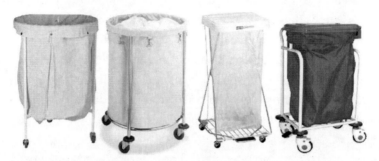

FIGURA 24 – Carros hamper – hospitais. Fonte: acervo do autor.

As roupas retiradas são colocadas em um mesmo carro hamper, independente se todas estão com sujidades visíveis (sujidades pesadas) ou não. Essa atitude pode provocar manchas e transferências de sujidades para roupas que não apresentam nenhuma sujeira.

Os hampers devem ser tantos quanto a necessidade para recolher o enxoval sujo por cada período. Em nenhum momento o enxoval sujo deve ser colocado no chão.

A manipulação das roupas contaminadas com excretas e fluidos corporais de pacientes em quimioterapia deve ser feita com o mínimo de agitação, evitando a dispersão dos quimioterápicos no ar. Devem ser acondicionadas em hampers, protegidas com lençol não contaminado até o recolhimento pela lavanderia (envolver toda a roupa do paciente no lençol do leito fazendo uma "trouxinha"). Roupas com contaminação excessiva de conteúdo que pode vazar devem ser colocadas em sacos plásticos antes de serem desprezadas nos hampers.

É importante evitar que objetos perfurocortantes, instrumentais ou outros artigos possam ser deixados juntamente com a roupa suja nos hampers (risco de acidentes para os funcionários da lavanderia).

As sujeiras sólidas, quando em excesso, como fezes e coágulos, presentes na roupa hospitalar devem ser removidas pela equipe de saúde ou hotelaria e jogadas no vaso sanitário, dando-se descarga com a tampa fechada. Essas excretas não podem ser removidas com jato de água e não devem ser enviadas para a lavanderia.

Ao coletar roupas contaminadas (sangues ou fluidos corporais), a OSHA[89] recomenda que sejam utilizados sacos na cor vermelha ou com símbolos de perigo de risco biológico. Estudos mostram que não existe diferença entre o nível de contaminação de roupas provenientes de pacientes em isolamento ou de enfermarias comuns. Portanto, todas as roupas utilizadas no serviço de saúde devem ser consideradas contaminadas.

Apesar de todas as recomendações sobre garantias de baixo risco de contaminação do ambiente e dos funcionários, a ênfase na retirada do enxoval não contempla a segregação por tipo de tecido ou sujidade. Essa classificação não é uma prática comum.

O procedimento de retirar e misturar todas as peças do enxoval (lençóis limpos, lençóis sujos com excrementos, toalhas, cobertores etc.) removidas do leito e acondicionadas no mesmo hamper "ressuja" a roupa limpa pelas sujidades das roupas sujas. A adoção de hampers diferenciados[90] por cores e sinalizados é fundamental para minimizar os custos do processamento do enxoval e aumentar a vida útil da roupa. Os carros devem ser diferenciados para roupas limpa e suja e pela família dos tecidos.

A norma Europeia nº EN14065 recomenda que a roupa suja seja entregue à lavanderia diariamente em sacos têxteis coloridos como descrito a seguir.

a) roupas planas grandes: uma cor para sacos contendo lençóis etc., todos os tipos de tecido, todos os tamanhos;
b) roupas planas pequenas: uma cor para sacos contendo fronhas, toda a roupa de *catering*, toalhas de cozinha e aventais, lenços, batas hospitalares, camisolas e pijamas;
c) roupas que vão à secadora: uma cor para sacos contendo todas as toalhas, flanelas etc.;
d) todas as outras roupas: uma cor para sacos contendo todas as outras roupas de cama, vestuário, mobiliário, uniformes do pessoal e roupas "em risco", excluídos dos processos de pré-triagem acima descritos.

A cor dos hamper pode ser destinada a um tipo de tecido ou sujidade, conforme mostra a figura 25.

Qualquer sistema de embalagem que não seja desenvolvido especialmente para a coleta de roupa suja hospitalar ou hoteleira deve ser evitado (e.g. sacos

---

[89] Occupational Safety and Health Admnistration (OSHA).
[90] http://www.laundrycarts.us/wheels-baskets.ph.

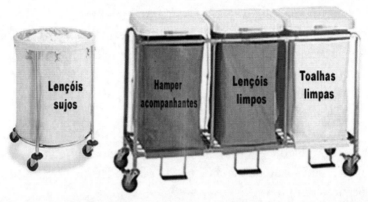

FIGURA 25 – Carros hamper com cores para cada tipo de enxoval. Fonte: acervo do autor.

de lixo, lençóis amarrados para formar pacotes). Não utilizar sacos VERMELHOS, uma vez que essa cor deve ser utilizada apenas para roupas "em risco". Use apenas sacos de tecido. Sacos plásticos estimulam a formação de mofo, que pode causar sérias alterações nas fibras dos tecidos.

A cor do saco deve indicar seu conteúdo e não sua origem. A origem da roupa deverá ser escrita na alça, na parte inferior do saco. Usar sempre sacos de coleta limpos, que fecham corretamente e que estão em boas condições. Por razões ergonômicas, não carregue mais do que dois terços dos sacos e a carga máxima ideal não deve exceder 10kg ou utilizar carros de transporte.

Alguns procedimentos devem ser monitorados para evitar o risco de contaminação cruzada (risco de infecção) como: as roupas sujas devem ser embaladas; não devem entrar em contato com a roupa limpa; os carrinhos mistos (limpo e sujo) nunca devem ser utilizados; usar carrinhos de coleta leves que são fáceis de limpar e desinfetar.

O fechamento dos sacos de coleta não deve gerar contaminação biológica por via aérea. O tipo de carrinho de coleta utilizado deve ser fechado com tampa, preferencialmente com pedal. Os carrinhos de coleta de roupa suja devem ser limpos e desinfetados regularmente.

Na hotelaria convencional, a remoção do enxoval é menos crítica. As sujidades são leves e o nível de contaminação é baixo, embora seja importante considerá-lo principalmente em momentos de epidemia e pandemia. A roupa hoteleira não contém sujidades consideradas pesadas, em algumas ocasiões as manchas mais críticas estão nas toalhas de rosto, banho, piscinas e praias e nas peças de roupa do restaurante.

A remoção do enxoval, comumente, não ocorre na presença dos hóspedes. São encontrados em quartos de hotel o enxoval de cama, de mesa e de banho.

As etapas do processo de remoção do enxoval consistem em retirar:

- Os objetos diferentes do enxoval (pratos, copos, outros utensílios).
- E trocar o enxoval dos leitos.
- E trocar o enxoval dos banheiros.
- E trocar o enxoval extra (se solicitado).

As roupas retiradas dos apartamentos são colocadas em carros conhecidos como carros de camareiras (Figura 26). As peças são colocadas misturadas por tipo de tecidos (planos e felpas). A separação por tipo de tecidos não é uma prática comum, independente se essas peças estão com sujidades visíveis (sujidades pesadas) ou não.

A classificação por tipo de peças na unidade/leito durante a arrumação não interfere no tempo programado dessa tarefa por apartamento, porém é impactante no processamento da roupa na lavanderia.

Após a remoção do enxoval dos apartamentos, esse, já devidamente classificado, segue para a rouparia suja. Denomina-se expurgo nos hospitais ou copa/andares na hotelaria convencional.

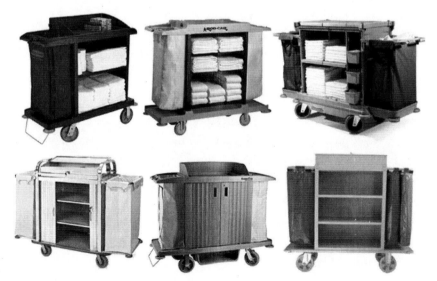

FIGURA 26 – Carros de camareira. Fonte: acervo do autor.

Expurgo/copa dos andares

É o espaço destinado a receber o enxoval sujo retirado dos apartamentos dos hotéis e dos leitos hospitalares. O expurgo serve de guarda temporária, enquanto o enxoval sujo é enviado para rouparia suja central. Os funcionários dessa área utilizam EPIs para se protegerem de contaminações existentes por fluidos corporais, quando manipulam o enxoval sujo. Na hotelaria convencional, o espaço expurgo denomina-se de copa dos andares.

Rouparia central suja

A rouparia central suja é o espaço destinando a concentrar todo o enxoval sujo dos expurgos ou que chega diretamente das unidades hoteleiras ou hospitalares. Na rouparia a roupa é pesada para registrar a quantidade do enxoval por unidade e totalizar a roupa suja.

As etapas na rouparia central suja são:

- Pesar os hampers/sacos plásticos na balança.
- Registrar o peso por unidade/setor.
- Anotar a origem do enxoval.

A anotação pelo peso deve contribuir para realizar um inventário entre o que foi entregue ao setor e o que foi recebido. Esse modelo pode ser considerado um mini-inventário e um ponto de observação das unidades em que a roupa fica mais tempo ou mais retida do que em outros setores.

Se o enxoval tiver com controle eletrônico como código de barras ou RFID, pode ser desnecessária a pesagem. Fica esse critério definido pela gestão.

Coleta do enxoval sujo

Deve ser realizada em horários preestabelecidos, permanecendo o menor tempo possível na unidade geradora. O funcionário deve estar devidamente paramentado com todos os EPIs indicados para tal atividade. O transporte de roupa suja pode ser realizado nas diversas formas horizontais e verticais e rotas internas e externas como:

- Passarelas, rampas, corredores etc.
- Elevadores, monta carga, dutos e tubos de queda (*laundry chutes*).
- Área técnica específica.
- Pátio externo sem acesso aos corredores da unidade.

As roupas sujas devem ser, preferencialmente, transportadas em carrinhos diferenciados, exclusivos e fechados, garantindo a segurança para o funcionário e ambiente, além disso, devem ser leves, de fácil higienização e confeccionados de material que permita o uso de saneantes para sua limpeza e desinfecção (Fernandes, 2000, Brasil, 2007).

Os locais de parada e os carros utilizados devem ser diariamente lavados e desinfetados com produtos saneantes (Brasil, 1986). Recomendam-se utilizar cores diferenciadas para os carros nas diferentes áreas da lavanderia (coleta da roupa suja, movimentação interna na área limpa e na entrega da roupa limpa).

Se o serviço de coleta utilizar tubo de queda (*laundry chutes*), é necessário acondicionar a roupa de forma segura para não ocorrer o extravasamento e a dispersão de aerossóis. Para enviar a roupa pelos *chutes*, é imprescindível assegurar-se de que os sacos estejam adequadamente fechados. Outros riscos ao enxoval são eminentes nesse sistema, como o de provocar danos no enxoval, focos de vetores, contaminações microbiológicas e de incêndio.

Nos estabelecimentos assistenciais de saúde, o projeto e a construção do monta cargas e do tubo de queda devem seguir a Resolução RDC 50 de 12 fevereiro 2002 (Anvisa). As roupas provenientes de áreas de isolamento de pacientes com influenza não devem ser transportadas por meio de tubos de queda.

Na hotelaria, os riscos de danos, vetores, contaminações e incêndios também são evidentes. Os fatores desses riscos devem ser evitados ou rigorosamente controlados. O transporte da roupa pelos corredores do hotel ou hospital, na maior parte do trajeto, deve ser realizado em horário devidamente programado de acordo com o funcionamento da unidade. O horário deve ser diferente do de maior fluxo de visitas, assim como por áreas de menores fluxos de pessoas.

Nas lavanderias dos motéis o problema de circulação não existe. As roupas são retiradas pela área técnica que fica internamente nos corredores dos apartamentos. Os clientes não têm acesso nem visualizam a troca e a reposição do enxoval no apartamento. É um sistema de elevada perfeição pela rapidez e qualidade da reposição.

O importante é evitar que as roupas fiquem "passeando" pelos corredores de hotéis, hospitais etc., de forma inadequada ou em tempo superior ao necessário. Quanto maior o tempo de permanência da roupa nos corredores, maiores são os riscos de manchas, danos e contaminação do ambiente. A logística deve ser bem definida para evitar transtornos com a movimentação dos enxovais sujo e limpo.

Processamento do enxoval

É a ação de remoção da sujidade do enxoval para reúso dos leitos hoteleiros ou hospitalares. Inicia na recepção da roupa suja, pesagem, processo de lavagem e acabamento.

Recepção da roupa suja na lavanderia

A roupa com sujidades é recebida na área suja da lavanderia nas hotelarias convencional e hospitalar. Na hotelaria convencional não existe a necessidade da barreira física, embora possa ser um diferencial estratégico. Na hospitalar, essa barreira deve atender a RDC 50/2002. Na recepção da roupa usar preferencialmente o carrinho preto (Figura 27).

Na hotelaria, o uso de sacos hamper de *nylon* ou tecido pode ser uma boa alternativa para a coleta da roupa. Os sacos devem ser lavados diariamente para novo uso. A coleta pode ser realizada por gaiolas, porém preferencialmente em sacos (Figura 28).

A identificação/classificação nos carros da área suja permite que sejam preparados os próximos lotes de lavagem para cada equipamento. Essa preparação agiliza o tempo de *set up* das lavadoras.

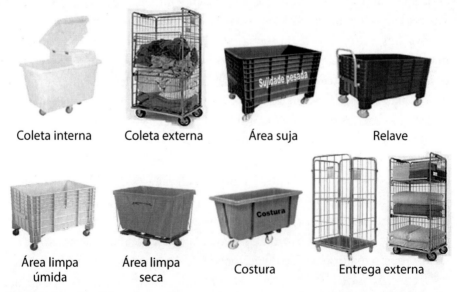

Coleta interna Coleta externa Área suja Relave

Área limpa úmida Área limpa seca Costura Entrega externa

FIGURA 27 – Carrinhos de movimentação da roupa na lavandeira. Fonte: acervo do autor.

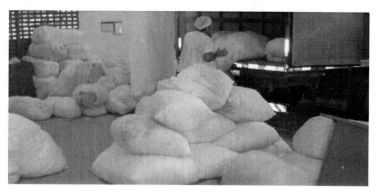

FIGURA 28 – Sacos para transportes da roupa. Fonte: acervo do autor.

Na área limpa, esse procedimento também pode ser utilizado. O tamanho do carro pode representar um lote de roupa, portanto também é uma forma de padronização do lote de lavagem, secagem etc.

Na lavanderia hospitalar, o carro tipo gaiola também pode ser utilizado. Tem como vantagem a melhor utilização do espaço quando o transporte é realizado em caminhões. A gaiola pode ser utilizada para a coleta de roupas sujas e entregas de roupas limpas desde que seja eficientemente lavado e desinfetado a cada novo uso. O mais prudente é identificar com cores diferentes, por exemplo: azul para roupa limpa e preto para roupa suja os carros de coleta e os de entrega (Figura 29).

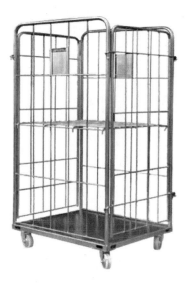

FIGURA 29 – Logística na área limpa da lavanderia. Fonte: acervo do autor.

Imediatamente à recepção da roupa suja, deve-se iniciar sua classificação para estocagem na rouparia suja. A melhor opção é a recepção direta dos carros para os carrinhos pretos de movimentação interna na área suja. Daí, nos carrinhos, já é possível separar a roupa por lotes e evitar que a sujidade possa sujar o ambiente (piso, paredes etc.).

Quando a roupa é selecionada separadamente é importante priorizar o tipo de sujidade pela proximidade da lavadora. Roupas com sujidade pesadas devem ficar na separadas e mais próxima da lavadora. Evita-se o risco de contaminar outras roupas e a maior distância na condução dessa roupa na lavanderia. Nessa etapa, mantêm-se as recomendações de realizar o mínimo de agitação e manuseio das roupas. O enxoval sujo deve ser imediatamente separado nos carrinhos para lavagem, evitando que a roupa seja jogada no chão.

Quanto maior o contato do enxoval sujo com a área física da lavanderia, maior o risco de contaminação geral. Na figura 30 é possível verificar um ambiente com roupa jogada no chão.

Nessa etapa, a roupa é classificada de acordo com os parâmetros definidos para roupa suja. Segundo o consultor de lavanderias Edson Silva, nesta etapa devem ser evitados:

- Manter as roupas no chão em pisos sujos.
- Guardar ou expor a roupa em locais de circulação de carrinhos.
- Expor a roupa próximo à circulação de pessoas (evitar manchas de arraste).

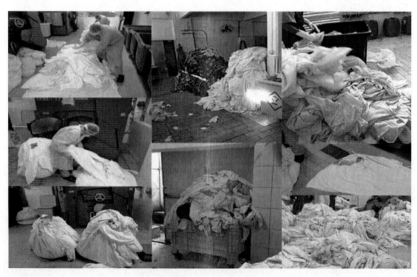

FIGURA 30 – Área suja com roupa no chão. Fonte: acervo do autor.

- Tempos longos para a formação de cargas.
- Contato com roupas com manchas e roupas sem manchas.
- Lavagem de roupas brancas com outras cores.
- Remover materiais estranhos à roupa.
- Tecidos de diferentes fibras no mesmo processo de lavagem.

Segundo a Anvisa (2009), os objetos encontrados na lavanderia devem ser separados em cestos plásticos, registrados e informados a unidade geradora, a responsável por esses descartes. Os objetos perfurocortantes devem ser coletados em caixas de papelão específicas e entregues à unidade hospitalar com aviso/notificações de não conformidade.

Pesagem da roupa suja na lavanderia

Após a classificação dos lotes, com as roupas nos carrinhos, essas devem ser pesadas, preferencialmente em balanças eletrônicas. A pesagem do lote deve ser feita de acordo com a capacidade das máquinas ou seu máximo divisor comum aproximado. Se as máquinas são de 20, 30 ou 50 quilos, os lotes nos carros devem ser de 10, 20 e 50 quilos aproximadamente. Para máquinas de 50 e 100 quilos, os lotes devem ser de 50 quilos cada.

Se a lavanderia adotar um programa de produtividade, com registro em folha de lote ou guia de produção, a pesagem vai contribuir para registrar a hora, o peso, o operador, o grau de sujidade e o tipo de roupa e, se achar conveniente, a máquina que será processada. Esse controle permite que a gestão produtiva seja eficiente.

Para lavanderias que não adotam nenhum sistema de produtividade, a pesagem tem por objetivo evitar o sub ou sobrepeso utilizado nas máquinas, ocasionando danos por uso indevido da carga de roupa.

Para lavadoras com divisórias no cesto deve-se utilizar o mesmo critério para todas as divisões e, principalmente e exclusivamente, com o mesmo tipo de tecido. Não é conveniente misturar felpas com tecidos planos, ou dois planos com densidades (exemplo, lençóis e campos cirúrgicos) e taxa de absorção de água diferentes. Essa diferença pode provocar maior peso em um dos cestos e com isso o desbalanceamento da lavadora.

Os lotes devem atender às especificações, em peso, dos equipamentos utilizados na lavanderia. A pesagem da roupa é mais uma etapa da classificação. Nessa etapa, é possível registrar o balanço da produção e consequentemente seu plano produtivo. Lavanderias que não pesam, ou pesam inadequadamente a roupa, podem perder dados importantes sobre sua produtividade ou gerar relaves desnecessários.

Riscos na manipulação da roupa

A manipulação da roupa suja na lavanderia é uma operação que constitui riscos para o operador, para o ambiente e a roupa. A manipulação tem por objetivo separar as roupas que chegam das unidades da hotelaria convencional e hospitalares para serem lavadas na lavanderia. A Anvisa recomenda que o operador esteja paramentado enquanto estiver realizando a manipulação do enxoval. Se a roupa já vier das unidades hoteleiras convencional ou hospitalar previamente separada por tipo de tecido (plano, felpas etc.) e por tipo de sujidade, o risco diminui (Figura 31).

A manipulação é uma operação de risco. Para minimizar, são necessárias a utilização dos EPIs e a prevenção por vacinas. A vacinação[91] é a atitude mais

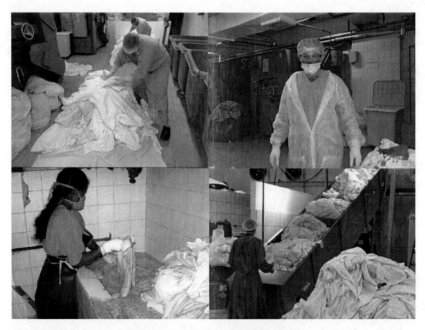

FIGURA 31 – EPI na lavanderia. Fonte: acervo do autor.

---

[91] Eni Rosa Aires Borba Mesiano (Médica chefe da Unidade de Controle de Infecção em Serviços de Saúde) e Adélia Aparecida Marçal dos Santos (Enfermeira, assessora da Unid. Controle de infecções em serviços de saúde).

importante na prevenção das doenças transmitidas através do ar e dos agentes contaminantes presentes na roupa, principalmente a roupa hospitalar. As vacinas recomendadas são contra a hepatite B, influenza, sarampo, rubéola, pólio, caxumba. Outras, como contra pneumococo e hemófilo, devem ser consideradas, assim como a antitetânica.

Prioridades na lavagem do enxoval

Quanto mais rápido o processamento da lavagem, menor os riscos de danos no enxoval. Essa recomendação pode contribuir na redução do número de mudas e na vida útil da roupa de forma positiva.

As etapas de preparação para lavagem consistem em:

- Abrir cuidadosamente os sacos/hamper com as roupas.
- Remover e agrupar as peças conforme sujidades, tecidos e formas.
- Localizar e remover objetos estranhos à roupa.

A roupa coletada chega à lavanderia com diversas composições têxteis, formas diferentes de apresentação, cores e sujidades variáveis. A primeira classificação para lavagem é pelo tipo de sujidade (pesadas, médias, leves). Em seguida, pela forma tecida (plana, felpudos etc.) e da composição têxtil.

Algumas recomendações são fundamentais para o sucesso na lavanderia como lavar a roupa pela família têxtil. A família têxtil não é composta de artigos da mesma fibra, mas artigos que possuem o mesmo processo de acabamento. Por exemplo: se você lavar uma fronha de algodão e uma toalha de algodão, na verdade não estará misturando duas famílias têxteis diferentes, mas dois tipos de construção de peças. Quando a roupa é retirada do equipamento, a fronha vai direto para a calandra, enquanto as toalhas vão para a secadora.

Como os dois processos de acabamento são diferentes, o operário da lavanderia terá de classificar a roupa já limpa para dar sequência ao processamento do enxoval. Isso deve ser evitado a todo custo, pois corre o risco de recontaminação do enxoval por manipulação excessiva. As peças contaminadas também são classificadas conforme o procedimento anterior. A classificação para lavagem permite identificar a prioridade como a lavagem primária e a lavagem secundária.

A lavagem da roupa molhada ou úmida, com grave risco de contaminação, mau cheiro e probabilidade de mofar, deve ser classificada como lavagem primária e prioritária. A lavagem da roupa limpa é considerada secundária. Na inexistência da roupa primária, a prioridade passa para a roupa limpa. A lavagem secundária é preferencial se existirem roupas primárias. O quadro 24 apresenta a prioridade da lavagem.

QUADRO 24 – Prioridade de lavagem de roupas.

Lavagem primária Prioridade	Lavagem secundária Preferencial	Relave
Roupas molhadas, contaminadas ou não contaminadas	Roupas molhadas e limpas	Manchas úmidas por excrementos
Roupas secas contaminadas	Roupas secas não contaminadas	Manchas úmidas (oleosas)
Roupas manchadas e/ou contaminadas	Roupas secas e limpas	Manchas secas e fixas

Fonte: elaborado pelo autor.

Todas as lavanderias têm diferenciais distintos, de acordo com o mercado e o cliente. Porém, essa variedade não significa que não possam ser contempladas por um plano produtivo eficiente com base nas produções objetiva e enxuta.

Após a pesagem a roupa deve, no carrinho preto, ser direcionada para ficar em frente à lavadora selecionada (lavadora com barreira física) ou em um local de rápida reposição (lavadora sem barreira física). No túnel de lavagem a alimentação deverá ser contínua (Figura 32).

Enquanto a lavadora está em funcionamento, novos lotes devem ser preparados para as próximas lavagens. Esses lotes podem ficar no carrinho ou em baías. A preparação dos lotes nos carrinhos reduz os efeitos negativos da ma-

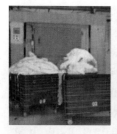
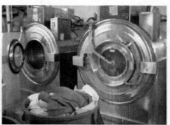
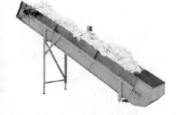

FIGURA 32 – Estratégias de produção na lavanderia. Fonte: acervo do autor.

nipulação excessiva da roupa suja e o desgaste ergonômico dos operadores. A sinalização nos carrinhos é fundamental para o bom andamento do processo de lavagem (Figura 33).

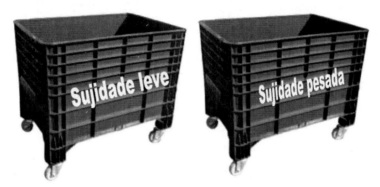

FIGURA 33 – Carrinhos da área suja. Fonte: elaborada pelo autor.

As baías ou carrinhos podem ser sinalizados como:
- Sujidade leve.
- Sujidade média.
- Sujidade pesada.
- Sujidade superpesada.
- Roupa contaminada.
- Roupas manchadas.

As manchas secas e fixas também devem ser classificadas por tipo e, em seguida, a remoção por relaves específicos ou por "molhos" ou esfregão se as peças não estiverem contaminadas e o volume for considerado pequeno. Prioritariamente, não realizar "molhos" nas roupas com sujidades úmidas por excrementos humanos. A classificação da roupa, depois de lavada e definida para relave, deverá atender à hierarquia[92] a seguir.
- Manchas oxidáveis: medicamentos, sangue etc., manchas amareladas.
- Manchas particuladas: graxa, arraste etc. (manchas pretas).
- Ferrugem.
- Redutíveis.
- Gordurosas/oleosas.
- Barro.

---

[92] http://www.slideshare.net/carloslememaciel/treinamento-compactado-em-lavanderia-iii.

O processamento da roupa, qualquer que seja o processo, se for realizado em temperaturas menores do que 60º deverá conter uma etapa com o uso de bactericidas.

Classificação no acabamento

Para trabalhar em um fluxo restrito por família têxtil no acabamento a recomendação é:

- Descarregue a lavadora imediatamente.
- Transfira a roupa para a secadora ou calandra.
- Envie a roupa para o processo subsequente.
- Evite deixar a roupa parada na lavanderia.
- Dobre manualmente ou por equipamentos (se houver).
- Não manipular demasiadamente a roupa.
- Armazene imediatamente no departamento ou rouparia.
- Confira a roupa e emita o rol para preparar a roupa para o cliente.

As peças destinadas aos secadores devem ser cuidadosamente avaliadas quanto à sua capacidade de secagem evitando consumo exagerado de energia e risco de ressecamento. Se a roupa após secagem estiver muito seca, será necessário reumedecimento para novo procedimento de acabamento.

A atenção à secadora deve ser dada para:

- Limpeza do filtro de partículas regularmente durante o dia.
- Filtros limpos reduzem o consumo de energia.
- O tempo de secagem para cada tipo de artigo por família têxtil.
- Respeitar a taxa de enchimento: se a roupa formar pilhas contra a porta de carregamento, isso significa que a secadora está sobrecarregada.
- A roupa deve girar livremente em todo o tambor.
- Não hesite em deixar a secadora completar um ciclo vazia por alguns minutos entre duas cargas. Custa menos e economiza tempo, pois você não terá que aquecê-la na próxima carga.
- Nunca deixe roupa quente na secadora no final da jornada de trabalho (perigo de incêndio).
- É melhor deixar a roupa molhada para secar no próximo dia.
- Usar o botão de "resfriamento" somente no último ciclo do dia.

Essas ações no secador reduzem o risco de danos no enxoval, aumentando sua vida útil, o que é excelente para manter o nível do dimensionamento correto e estável.

A classificação da roupa tem fundamental importância pela percepção do cliente nos serviços da lavanderia. Na etapa de secagem, calandragem, dobra e empacotamento, a classificação é realizada pelo tipo e quantidade de peças.

A qualidade da classificação do processamento de lavagem é uma decisão do gestor da lavanderia, porém a qualidade da entrega é uma exigência do cliente. Alguns clientes têm formas ou modelos diferentes de acabamento. Nessa etapa, a classificação deve ser realizada conforme o contrato firmado com o cliente.

A classificação para entrega da roupa ao cliente pode ser realizada por:

- Número e tipos de peças por embalagem.
- Formas de dobra/acabamento.
- Peças com manchas para retirada de circulação.
- Peças com manchas para relave.
- Peças danificadas.
- Peças para conserto.
- Peças de outros clientes que vieram na roupa do cliente.

Para alguns clientes hoteleiros e hospitalares, a preparação de *kits* pode ser uma exigência e deve ser realizada como processo especial. No enxoval hospitalar, pode-se inclusive solicitar a esterilização dos campos cirúrgicos.

Cada cliente é uma exigência específica. A lavanderia pode realizar alguns desses serviços desde que seja remunerada para tal. É, portanto, fundamental que as peças estejam adequadamente trabalhadas, conforme sugestões, acordos e contratos firmados.

Entrega do enxoval limpo

A entrega do enxoval ocorre em dois momentos: a preparação e a entrega. A entrega pode ocorrer diretamente na rouparia (lavanderias internas) ou, depois de transportadas, para as rouparias limpas nas instituições terceirizadoras.

A primeira etapa pode ocorrer com as seguintes etapas:

- Fazer a contagem das peças conforme padrões acertados com o cliente.

- Registrar a roupa contado no rol da roupa.
- Cobrir/empacotar as roupas com plástico.
- Lavar outra vez toda a roupa limpa que possa ter sido contaminada.
- Adicionar a roupa já selada nos carros gaiolas ou outros.
- Preparar a guia de entrega.
- Enviar a roupa para o cliente.

As peças prontas devem ser colocadas em áreas limpas e devidamente sinalizadas aguardando o veículo para o transporte. Os carrinhos internos devem ser limpos continuamente para evitar que a roupa limpa possa ser recontaminada ou "ressujada". Todas as áreas limpas devem ser desinfetadas e limpas regularmente, principalmente nas instalações onde a roupa limpa é armazenada. A entrega interna pode ocorrer com os carrinhos convencionais. A entrega externa pode ser realizada com os carrinhos convencionais ou, preferencialmente, com as gaiolas.

A lavanderia deve ter um veículo próprio para roupa limpa e, preferencialmente, outro para roupa suja. A Anvisa permite que a coleta e a entrega sejam realizadas no mesmo veículo, desde que exista espaço físico isolado entre eles no baú do caminhão.

A segunda etapa ocorre com:

- A entrega da roupa pela lavanderia.
- Conferência do rol ao entregar a roupa.
- Anotação no rol em caso de discrepâncias.

Na hotelaria, os procedimentos são semelhantes, sendo que os riscos de contaminações podem ser menores do que na unidade hospitalar. Mas, embora esses riscos sejam menores, existem e, portanto, devem-se seguir as mesmas recomendações de segurança e higiene.

Rouparia limpa

A rouparia limpa é o local de guarda da roupa enquanto essa não é requisitada para as rouparias satélites ou copa/andares (hotelaria convencional).

Alguns aspectos devem ser considerados na rouparia limpa:

- Manter as prateleiras sinalizadas.
- Manter a higiene e limpeza da rouparia e prateleira.

- Evitar o fluxo de pessoas não autorizadas.
- Evitar o manuseio desnecessário na roupa.
- Não armazenar a roupa na lavanderia: aqui não é lugar de roupa.
- Fechar as portas para parar a turbulência do ar (se houver).
- Desinfetar e limpar regularmente as instalações onde a roupa é armazenada.
- Desinfetar e limpar os carrinhos/gaiolas usados para o transporte da roupa.
- Manter a rouparia separada das áreas onde a roupa suja está em trânsito.

Risco: a roupa limpa pode ser contaminada durante essas operações.

Rouparia satélite ou copa dos andares

A rouparia satélite nos hospitais ou a copa dos andares na hotelaria convencional é o ambiente de guarda temporária entre a rouparia limpa e o leito/apartamento do cliente. Alguns aspectos devem ser considerados na rouparia satélite como manter as prateleiras sinalizadas; manter a higiene e limpeza da rouparia e prateleira; evitar o fluxo de pessoas não autorizadas; evitar o manuseio desnecessário na roupa; evitar armazenar a roupa na lavanderia: aqui não é lugar de roupa; fechar as portas para parar a turbulência do ar (se houver); desinfetar e limpar regularmente as instalações onde a roupa é armazenada; desinfetar e limpar os carrinhos e/ou gaiolas usados para o transporte da roupa; manter a rouparia separada das áreas onde a roupa suja está em trânsito.

Risco: a roupa limpa pode ser contaminada durante essas operações.

Após a estocagem na rouparia satélite, essa roupa será novamente destinada ao uso.

A classificação e o fluxo do enxoval hoteleiro ou hospitalar no processamento da roupa é um dos pontos críticos da redução de vida útil do enxoval pelo uso, pelos tipos de produtos, pelos equipamentos empregados e pela logística do enxoval.

O uso pode ser inadequado, os produtos agressivos para as fibras têxteis, os equipamentos com pontos cortantes e a logística pelo risco de furto ou danos por acidentes.

Se nenhum desses pontos estiver devidamente monitorado, o dimensionamento que parecia ser adequado, correto e para um determinado tempo de vida útil pode ser prejudicado na qualidade e no custo por aquisições emergenciais.

6 Dimensionamento dos Enxovais Hoteleiro e Hospitalar

Como dimensionar o enxoval hospitalar?
Como dimensionar o enxoval hoteleiro?
Quais os tipos de peças que devem compor um enxoval?
Quantas peças de cada tipo devo comprar?
Qual o número adequado de mudas?
Qual a melhor composição têxtil?
Qual a gramatura indicada?
Quais os critérios técnicos têxteis de aquisição e controle de recebimento?
Qual a vida útil estimada? Etc.

Para os hospitais essas respostas também dependem de diversas variáveis, tais como:

- Tipo de hospital: especialista ou generalista?
- Tipo de atendimento: aberto ou seletivo?
- Tipo de especialidade: geral, maternidade, infantil, cardíaco, trauma etc.?
- Tipo de complexidade: baixa, média ou alta?
- Modelos de gestão: público, privado, Organizações Sociais (OS)?
- Técnicas de cirurgia: Invasiva, não invasiva?
- Localização geográfica: mais calor, mais frio, mais chuva, mais seco etc.?
- Modelo de compra: por preço, por qualidade, doação?
- Tipo de lavanderia: terceirizada ou própria?
- Nível de terceirização na hotelaria?
- Localização da lavanderia: menor ou maior do que 50km (ciclo de entrega)?
- Nível de hotelaria: nenhum, baixo, médio, bom etc.?

Para os hotéis essas respostas também dependem de diversas variáveis, tais como:

- Tipo de hotel: hotel, *resort*, hotel-fazenda, pousada, *flat*?
- Tipo de atendimento: aberto ou *all inclusive*?
- Tipo de especialidade: executivo, lazer, Spa?
- Tipo de complexidade: econômico, superior, luxo?
- Modelos de gestão: rede internacional, nacional, local, privado, público?
- Localização geográfica: montanha, serra, mar, mais calor, mais frio etc.?
- Modelo de compra: por preço, por qualidade, doação?
- Tipo de lavanderia: terceirizada ou própria?
- Nível de terceirização na hotelaria?
- Localização da lavanderia: menor ou maior do que 50km (ciclo de entrega)?
- Nível de hotelaria: 1 a 5 estrelas?

Neste estudo pretendemos apresentar algumas ferramentas que possam contribuir para realizar essa árdua tarefa, que é o dimensionamento do enxoval nas hotelarias convencional e hospitalar.

Na hotelaria convencional, o dimensionamento é diretamente dependente do *glamour* do hotel. Hotéis de alto luxo apresentam maior número de peças por muda do que hotéis considerados executivos e populares. Na hotelaria hospitalar, os autores sugerem uma inovação dando nova percepção na leitura ao modelo baseado na tabela sugerida pelo manual de processamento em lavanderia (Anvisa), que recomenda a carga de roupa (quilos por dia) por tipo de hospital sem estratificar se estão inseridos ou não o consumo do enxoval da hotelaria, cirúrgico, roupa de paciente, acompanhante, privativa etc.

Em ambas, o nível de hotelaria impacta na composição do *mise en place* da unidade habitacional, seja ela hoteleira ou hospitalar.

EVOLUÇÃO NO DIMENSIONAMENTO DO ENXOVAL NAS HOTELARIAS CONVENCIONAL E HOSPITALAR

O dimensionamento do enxoval na hotelaria convencional sempre atendeu a duas escolas diferentes: a americana e a francesa. Vale ressaltar que Cézar Ritz foi o mentor da hotelaria na França, e que em 1870 construiu o primeiro estabelecimento hoteleiro em Paris, fato esse considerado, assim como um marco inicial da hotelaria planejada e de luxo, ou seja, com banheiros privativos e uniformização dos funcionários que lhe serviam.

A hotelaria americana é mais atuante no conceito executivo cujo propósito é atender aos clientes de giro rápido. A francesa fez a opção pelo *glamour* das instalações e serviços prestados ao cliente.

Essas duas escolas propõem modelos diferentes de enxoval ao uso dos clientes.

Os hospitais atualmente, com o advento da hotelaria, incrementou o conceito de conforto e bem-estar aos seus clientes prestando serviços diferenciados, porém não dependentes do tipo e complexidade do hospital. Essa independência não corrobora e diferencia com a informação anteriormente anunciada em 2009, pela Anvisa, na sua 1ª edição do manual "Processamento[93] de Roupas de Serviços de Saúde: prevenção e controle de riscos". Este manual traz a informação sobre o modelo do cálculo de dimensionamento do enxoval em quilos por leito por dia por tipo de hospital usando como referência a tabela editada em 1986 no "Manual de Lavanderia Hospitalar".

A manutenção dessa informação, de acordo com a Anvisa, faz-se por ainda não existirem estudos mais recentes sobre este assunto.

O enxoval é um item indispensável na hotelaria convencional, pois ninguém pretende levar de casa lençóis e toalhas ao se hospedar em um empreendimento hoteleiro.

A mesma informação tem validade no momento hospitalar. Não é conveniente levar roupas de casa ao ambiente hospitalar.

Na hotelaria[94] convencional, não encontramos estudos que determinem com clareza nem proponham um volume em peso de enxoval por apartamento, por hóspede, nem pelo tipo de estabelecimento hoteleiro. A tabela 18 sugere uma quantidade de peças que seriam suficientes para a montagem do *mise en plae* de um apartamento tipo *standart*/executivo por cliente e por leito.

Como a hotelaria convencional normalmente tem 2 camas (apto duplo ou *twin*) esse número, para algumas peças pode dobrar. Na hotelaria convencional, mesmo com um hospede somente, não se permite deixar a outra cama desco-

---

[93] 1ª edição – DF, 2009 https://www.anvisa.gov.br/servicosaude/manuais/processamento_roupas.pdf.
[94] https://newhotel.com.br/calcule-a-quantidade-de-lencois-para-o-seu-hotel-sem-desperdicio/.

berta. Em alguns hospitais, em enfermarias, às vezes não se cobre a 2ª cama enquanto não tiver pacientes previstos.

TABELA 18 – Quantidade de peças suficientes para a montagem do *mise en plae*.

Item	Peso médio gramas	Quantidade de peças por apartamento Single	Quantidade de peças por apartamento Duplo ou *twin*	Giro do enxoval ou mudas	Total em unidades para giro proposto Single	Total em unidades para giro proposto Duplo ou *twin*	Total necessário em unidades para 100UH Single	Total necessário em unidades para 100UH Duplo ou *twin*
Toalhas de banho	550	2	2	5	10	10	1.000	1.000
Toalhas de rosto	250	2	2	5	10	10	1.000	1.000
Toalhas de piso	220	1	1	5	5	5	500	500
Lençol	450	4	4	5	20	20	2.000	2.000
Fronha	120	2	4	5	10	20	1.000	2.000
Colcha	700	1	2	3	3	6	300	600
Cobertor	500	1	2	3	3	6	300	600
Total	2.620	13	17	–	61	77	6.100	7.700

De acordo com a tabela 18, para compor um *mise en place* em apto *single* com 2 camas são necessárias 13 unidades de peças e para apartamento duplo ou *twin* com 2 hóspedes a quantidade de peças passa para 17 unidades de peças por dia de ocupação.

Segundo Carlos Dias – Gerente Geral na Enjoy Hotéis e Resorts – utilizam--se em média 13 unidades[95] de peças por apartamento, o que corrobora com a tabela apresentada pelos autores.

A coluna giro propõe 3 mudas para cobertores e colchas (troca-se a cada saída ou se solicitação do hóspede) e 5 giros para as outras peças.

Para o número de mudas proposto (5 e 3), o volume por apartamento *single* pode ser de 61 unidades, e para o apartamento duplo *twin*, de 77 peças. Esse resultado corrobora com a informação de que a estimativa[96] que os hotéis movimentam, em média, 77 peças de enxoval por unidade todos os meses.

---

[95] Não tenho em kg..., mas utilizamos em média 13 peças. Linkedin em 17/02/2021 (mensagens).
[96] https://newhotel.com.br/calcule-a-quantidade-de-lencois-para-o-seu-hotel-sem-desperdicio.

Essa informação é uma base para dar início a uma pesquisa mais complexa envolvendo outros tipos de estabelecimento hoteleiros (hotel, *resort*, hotel-fazenda, pousada, *flat*), tipo de atendimento (aberto ou *all* inclusive) e especialidades tais como executivo, lazer, Spa etc., tipos de complexidade (econômicos, superior, luxo) e modelos de gestão se rede internacional, nacional, local, privado ou público.

A gestão do enxoval envolve estratégias, cuidados operacionais e logísticos. Isso coloca o time de governança para trabalhar pesado e sem probabilidade de erros.

Um detalhe importante para aprofundar a avaliação é a de que, com o apelo ecológico, alguns hotéis estão propondo a troca de toalhas e peças da cama a cada 2 dias. Alguns de acordo com o consentimento do cliente e outros informando que é uma determinação da gestão do hotel. Nesses casos, o número de mudas pode ser reduzido para 3 a 4, dependendo da logística da lavanderia.

A tabela 19 propõe uma leitura com base no peso de roupa por tipo de apartamento.

TABELA 19 – Peso de roupa por tipo de apartamento.

Item	Peso médio em gramas	Quantidade em quilos de peças por apartamento Single	Quantidade em quilos de peças por apartamento Duplo ou *twin*	Número de troca ou mudas	Total necessário em quilos Single	Total necessário em quilos Duplo ou *twin*	Total necessário em quilos para 100UH Single	Total necessário em quilos para 100UH Duplo ou *twin*
Toalhas de banho	550	1,100	1,100	5	5,500	5,500	550	550
Toalhas de rosto	250	0,500	0,500	5	2,500	2,500	250	250
Toalhas de piso	220	0,220	0,220	5	1,100	1,100	110	110
Lençol	450	1,800	1,800	5	9,000	9,000	900	900
Fronha	120	0,240	0,480	5	1,200	2,400	120	240
Colcha	700	0,700	1,400	3	2,100	4,200	210	420
Cobertor	500	0,500	1,000	3	1,500	3,000	150	300
Total	2,790	5,060	6,500	–	22,900	27,700	2.290	2.770

Com relação ao peso, para compor um *mise en place* em apartamento *single* com 2 camas são necessárias 13 unidades de peças ou equivalente em média de 5,060 quilos e, para apartamento duplo ou *twin* com 2 hóspedes, a quantidade de peças passa para 17 unidades de peças ou equivalente de 6,500 quilos por dia de ocupação. Para 5 mudas, o equivalente quilos é de 22,900 para *single* e 27,700 para duplo ou *twin*.

Para o dimensionamento hospitalar, a Anvisa traz a informação de que a fórmula para estimar a quantidade em peso da roupa a ser processada diariamente em uma unidade de processamento de roupas ainda hoje é a mesma apresentada no Manual de Lavanderia Hospitalar editado em 1986.

Segundo a Anvisa[97], a quantidade de roupa necessária no hospital varia de 4 a 6 mudas, dependendo de cinco fatores:

- Sistema de distribuição e controle utilizado.
- Tempo de estocagem da roupa.
- Regime de trabalho da lavanderia.
- Horário de funcionamento da rouparia central.
- Frequência de troca.

De acordo com a Anvisa, além do estoque na rouparia central, nas unidades de internação, o número de mudas para reposições diárias deve atender às seguintes mudas para as unidades de internação:

- 1 muda no leito.
- 1 a 2 mudas a caminho da lavanderia em fase de processamento.
- 1 a 2 mudas prontas, "em descanso", na rouparia central.
- ½ a 1 muda na rouparia da unidade.

É possível verificar que são necessárias de 3½ a 6 mudas para atender a unidades de internação independente do tipo do hospital, gestão e nível de hotelaria. Para os berçários são necessários, aproximadamente, 15 fraldas/berço/dia. Para o Centro cirúrgico deve-se verificar qual o número de peças que compõem os pacotes (LAPs) usados nos diversos tipos e da média diária de cirurgias programadas.

Segundo a Anvisa, pode-se prever até seis pacotes de roupa para cada cirurgia realizada por dia, levando-se em conta os tipos e as quantidades de cirurgias a serem realizadas.

---

[97] Manual de Lavanderia Hospitalar – MS. Brasília-DF, 1986.

Para a Anvisa, a relação kg/paciente pode variar dependendo da especialidade do serviço de saúde, da frequência de troca de roupas ou mesmo da utilização de roupas ou o uso de enxovais descartáveis. Também pode variar se a unidade de processamento é própria ou terceirizada ou se o serviço de saúde atender pacientes com problemas mentais, por exemplo, certamente necessitará lavar menos roupas que um serviço de saúde que realiza cirurgias.

Outros fatores que modificam o dimensionamento do enxoval são as variáveis climáticas. Nas regiões mais frias, mais cobertores e colchas são necessários do que nas regiões mais quentes, mesmo com o uso de ar condicionado. Esse fator pode acrescentar até 50% à massa total da roupa utilizada no serviço de saúde.

Algumas dessas decisões sobre a troca mínima necessária do enxoval é uma decisão da equipe de assistência, que pode estar ou não associada com as recomendações da comissão de controle de infecção hospitalar.

A hotelaria hospitalar não tem gerência sobre essa decisão, mas vai contribuir para atender essas especificações da equipe assistencial e buscar superar as expectativas dos pacientes e dos acompanhantes, ofertando enxovais limpos, higienizados, suficientes e confortáveis.

Em instituições que lavam os uniformes privativos (colaboradores), a dimensão da equipe e o modelo de gestão, se orgânica ou terceirizada, farão a diferença no dimensionamento desse enxoval, principalmente no volume de roupa lavada pela lavanderia. Ao terceirizar, sai a necessidade de lavar os uniformes da equipe contratada. A terceirização das equipes de higiene, segurança, nutrição etc. reduzem o volume de roupa lavada pela instituição.

No período da pandemia, por medida sanitária, todos os colaboradores utilizavam uniformes privativos, gerando uma demanda excessiva desses produtos e um aumento dos custos de lavagem. Nestes períodos sazonais, o dimensionamento deverá ser revisado para evitar o desabastecimento.

Na hotelaria convencional, também foram adotadas medidas de segurança que aumentaram os custos com processamento e com resíduos sólidos, principalmente os artigos descartáveis utilizados como EPIs.

Para melhorar a gestão sobre a utilização de enxovais reutilizáveis e descartáveis, sugerimos que o dimensionamento do enxoval seja realizado por modelos descompactados por setores pela variedade de peças e frequência de uso. Por exemplo, na hotelaria hoteleira o uso de toalhas de apartamentos tem um dimensionamento controlável, enquanto toalhas de piscinas e praia têm outro.

Não se pode dimensionar estas 2 peças semelhantes de forma igual em número de mudas. São consumos diferentes e variam por temporada, tipo de hóspedes etc. Toalhas de apartamentos todos as utilizam. Toalhas de praia nem sempre são solicitadas. Essa relação pode inverter de acordo com o tipo de hotel, se é executivo ou de férias.

Nos hospitais, por exemplo, campos, cueiros, lençóis e uniformes não atendem ao mesmo princípio de necessidade de uso nem na mesma quantidade de ciclos. Por exemplo, não se compram campos cirúrgicos pelos giros nas etapas do ciclo do enxoval. A relação é direta ao número de cirurgias e quantidade por LAP por cirurgia. Para lençóis, são diferentes as relações entre unidades de internação e leitos de emergência.

O dimensionamento requer controle programado. Para que isso ocorra será necessário que as regras e exceções de consumo sejam bem gerenciadas entre os setores utilizadores e o setor responsável pela logística do enxoval: a hotelaria. Fica claro então que a assistência tem o foco na saúde e a hotelaria no conforto e satisfação dos pacientes e clientes.

O dimensionamento proposto pela Anvisa em 1986 é baseado numa tabela de carga de roupa por tipo de hospital (Tabela 20).

TABELA 20 – Volume de roupa por tipo de hospital.

Tipo de hospital	Carga de roupa
Hospital de longa permanência, para clientes crônicos	2kg/leito/dia
Hospital geral, estimando-se uma troca diária de lençóis	4kg/leito/dia
Hospital geral de maior rotatividade, com unidades de pronto-socorro, obstetrícia, pediatria e outras	6kg/leito/dia
Hospital especializado, de alto padrão	8kg/leito/dia
Hospital-escola	8-1kg/leito/dia

Fonte: Manual de lavanderia – Anvisa, 1986.

Essa tabela da Anvisa foi publicada em 1986 (34 anos já se passaram com referência ao ano de 2020) e neste período (anos 1980) alguns pontos devem ser observados, tais como: a hotelaria hospitalar não estava em evidência na maioria dos hospitais do Brasil; o enxoval hospitalar era processado na lavanderia das próprias instituições de saúde; o número de peças ofertadas para os pacientes era restrito; com a lavanderia interna havia redução de até duas etapas do ciclo do enxoval. A prática era buscar a roupa na própria lavanderia para fazer a reposição diretamente para os setores solicitantes. A reposição para os leitos e setores era continuamente fracionada. Essa condição implicaria maior frequência na distribuição, porém favorecia (negativamente) o menor número de mudas para o giro do enxoval.

A roupa era lavada algumas vezes no mesmo dia se fosse necessário. O controle e a gestão eram insuficientes e não relevantes. Não relevantes pois culturalmente se "olha" para a lavagem de roupa como roupa suja e não como conforto e segurança higiênico-sanitária.

Com o passar do tempo, os gestores hospitalares investiram na ideia da profissionalização da lavanderia e a terceirização foi um dos pontos de investimentos. A partir dela, a frequência na distribuição foi reduzida, porém maior número de mudas de enxoval foi necessário para fazer com que o atendimento dos clientes não fosse descontinuado, já que a reposição pela lavanderia era realizada uma vez ao dia ou com alguns dias de rotas extras.

Avançando na terceirização, surge a locação do enxoval. A locação deveria ser suficiente para manter os giros necessários para atendimentos das necessidades do ciclo do enxoval (uso, expurgo, coleta e transporte, processamento, entrega e transporte, rouparia central, satélite e CME) sem nenhuma descontinuidade. Isso significa maior volume de peças por cada leito ou paciente ou procedimento por dia.

A locação parecia ser a saída para "se livrar" dos diferentes conflitos da lavanderia com os setores hoteleiros e hospitalares, tais como o horário de entrega do enxoval, o dimensionamento, a reposição, a evasão, os danos, os custos, os desperdícios e a gestão de pessoas.

Esses conflitos, porém, continuam a existir com maior ou menor gravidade pela absoluta falta de comunicação entre as partes e a percepção de que terceirizar e/ou locar não é se livrar de problemas. A locação não "livrou" os problemas existentes, eles continuam sendo do hotel ou do hospital. Algumas instituições, equivocadamente, entregaram, junto com a terceirização e com a locação, a responsabilidade para a locadora (lavanderia) de até dimensionar e definir qual o enxoval que a instituição deve usar, assim como também o SLA, metas, objetivos e horário de coleta e entrega da roupa. Ou seja, parece que a terceirizada ganha o *status* de gestão da rouparia do hotel ou hospital sem que essa modelagem fosse acertada.

A terceirização em alguns contratos era a pura sensação de "um mal necessário". Alguns relacionamentos pareciam promover uma disputa de poderes em quem está com a verdade: o contratante ou o contratado. Alguns aspectos comportamentais contribuíram para que o relacionamento não fosse harmônico. Tem de existir um relacionamento entre partes, não há outro caminho que não seja a opção pela conferência e pela confiança. Segundo Peter Drucker, "Em Deus nós confiamos, no mais nós conferimos".

Os pontos críticos da locação estão no dimensionamento e nas características do enxoval (tipo, composição, modelo, peso etc.) A empresa terceirizada não "pode" determinar qual o número de peças necessárias para o hospital e tampouco suas características. Em alguns casos se verifica peças extremamente pesadas (g/m^2), tornando o custo por leito mais elevado, além do desconforto dessas peças do enxoval para seus clientes. Algumas características de construção, composição e de cores podem fugir do foco da hotelaria convencional ou hospitalar, que é a de proporcionar máximo "conforto para os usuários".

As informações sobre o dimensionamento (total por peças e número de mudas) devem ser definidas pela instituição hoteleira ou hospitalar. Se definida pela lavanderia podem apresentar falhas.

Algumas instituições hospitalares dimensionam o enxoval por quilos de roupa por cliente, conforme recomendação da tabela Anvisa. A evolução da gestão da hotelaria hospitalar pode fazer com que a relação da tabela Anvisa no indicador tipo quilos de roupa por tipo de hospital seja alterado para maior ou para menor. Para maior, com o incremento de diferentes tipos de peças além do básico lençol de cama e paciente. Para menor, pelo controle e gestão do ciclo do enxoval nas rotas sujas e limpas.

A gestão da hotelaria convencional ou hospitalar influi inclusive no número de trocas diárias por leito, favorecendo ao cliente mais conforto na sua estada no hotel ou hospital.

Antes da terceirização, o ciclo do enxoval ou a rota do enxoval lavado internamente era menor do que após a terceirização. Na interna, podia-se buscar um lençol na lavanderia. Na externa, o ciclo precisa ser completado no seu tempo mínimo de até 12 horas entre a coleta e a entrega.

Outros fatores são a qualidade no atendimento e a relação de cuidado centrado no paciente com acomodações mais luxuosas ofertando mais artigos têxteis que vão muito além de lençóis, o ciclo de trocas que também foi modificado, saindo do padrão de **trocas centrado nos processos** (necessário tecnicamente) para o padrão de **trocas centrado no cliente** (conforto e "quando e o quanto o paciente solicitar"). (**Grifo dos autores.**)

Outra variável importante para o dimensionamento do enxoval hospitalar está no uso de descartáveis para quem necessita (fraldas: reduz o número de trocas de determinadas peças, tais como lençóis e travessas), que mudou, inclusive, a relação de proporcionalidade entre sujidades pesadas e leves do enxoval que vai para lavanderia.

Anteriormente, a relação era de até 60% de sujidade pesada. Atualmente, esse número pode ser menor do que 30%. Essa mudança também interfere, positivamente, para o aumento de vida útil do enxoval (menos lavagem no ciclo pesado do processamento de roupas) e pode interferir na quantidade de mudas do enxoval.

Esse deslocamento da taxa de sujidade também interfere na taxa da carga de roupa (kg/leito/dia) das instituições hospitalares citadas na tabela da Anvisa.

A exemplo disso, um hospital de longa permanência pode utilizar diversos tipos de peças têxteis para melhorar o conforto dos seus clientes, outros podem usar menores variações de itens. Portanto, os autores acreditam que não há mais como especificar o volume de enxoval somente pelo tipo de hospital.

Outro fator importante para o novo estudo de peso por tipo de hospital é que, com a locação do enxoval, algumas peças têm maior peso do que as anteriores lavadas pelos hospitais. O maior peso por peças pode alterar a proposta sugerida pela tabela da Anvisa.

São dois os principais pontos vistos pelos autores para redesenhar o consumo de enxoval por tipo de hotel ou hospital.

Na hotelaria convencional, a proposta deve ser orientada pelo nível de qualidade de serviço ofertado ao cliente. Não há como tornar semelhantes hotéis com padrões diferentes de alto luxo com hotéis de giro rápido ou para executivos. O enxoval também deve ser dimensionado a partir da proposta do *mise en place* de cada unidade hoteleira e suas diferentes características.

Assim, podemos afirmar que o enxoval para os hotéis pode ser dimensionado pelo seu nível de hotelaria, tornando mais fácil essa identificação da necessidade por peças e mudas.

Na proposta sugerida pela Anvisa dois pontos são fundamentais para propor uma nova avaliação.

O primeiro, a diferença da qualidade dos têxteis adquiridos ou contratados. A visão não é mais cobrir a cama, mas gerar conforto para os clientes (acompanhantes) e pacientes. O conforto está na oferta de enxovais com melhor apresentação e padrão de qualidade 5 estrelas (maior gramatura e números de fios).

O segundo, a implantação de novas peças na composição do enxoval do leito tais como toalhas de banho, toalhas de rosto, toalhas de piso, roupão etc. A inclusão de novas peças é resultante da hotelaria.

O novo método de dimensionamento do enxoval proposto pelos autores não será mais atrelando ao tipo de instituição hospitalar, mas no nível da qualidade da hotelaria hospitalar implantada pela instituição hospitalar.

São dois setores que podem contribuir para corroborar com as alterações propostas com base na tabela da Anvisa pelo tipo de hospital para o nível de hotelaria hospitalar do hospital: a hotelaria e a CCIH. São elas que ditam a necessidade técnica de segurança sanitária e de conforto para o paciente. Essa relação vai fazer a diferença da relação quilos de roupa por paciente. Algumas para menor.

Em recente trabalho de dimensionamento realizado em um hospital de grande porte e alta complexidade, verificamos que o indicador quilos/roupa/leito estava se mantendo em um patamar médio na sua série histórica[98], porém além de maior do que o indicador utilizado como *benchmarking*[99] (volume e padrão de hotelaria em tipos de peças disponibilizadas).

Então, gastávamos mais roupas em quilo utilizando menos peças de roupa por paciente.

A discrepância foi verificada nas limpezas terminais após as altas dos pacientes, quando observamos a existência de *kits* de roupas sem uso nos armários do quarto. Em alguns casos encontramos até 5 *kits*, ou seja, havia um estoque de roupas nos quartos que não eram utilizadas (não atendiam ao cliente), mas geravam custos na lavanderia. O que existia era quase uma pequena rouparia satélite em cada leito.

Por que esse fato? Por que o cliente guardava esses *kits* no armário se não seriam utilizados?

Para entender o fluxo: o hospital não cedia enxoval para os acompanhantes. Esses, para conseguir o enxoval, se dirigiam até a recepção para solicitar, pagar

---

[98] Na série histórica da hotelaria a média era de 14,4 quilos/roupa/leito.
[99] ANHAP: a carga média de roupa dos hospitais privados do Brasil está em 12kg/leito/dia.

e receber o *kit* para seu uso. Após o pagamento, o *kit* era entregue pela própria recepção. Um fluxo em que a hotelaria não participava e tampouco poderia controlar a demanda desse enxoval.

Alguns clientes se recusavam a pagar por esse serviço e faziam suas investidas solicitando as peças (lençóis, fronhas, toalhas e cobertores) para os colaboradores que, pelo sentimento de hospitalidade, atendiam a alguns desses pedidos. Esses clientes faziam essas investidas nos diferentes turnos para tentar conseguir essas peças sem pagar (não concordo com esse modelo) e assim conseguiam em diferentes momentos ser atendidos e manter um estoque de enxoval nos armários mais do que o necessário para sua permanência no hospital.

Imediatamente solicitamos que o *kit* para acompanhantes fosse disponibilizado. Após a liberação, a redução foi elevada e não encontramos mais nenhum *kit* "guardado" nos armários. Nossos clientes e pacientes ficaram felizes e satisfeitos e o custo da lavanderia foi reduzido. Parece inexplicável, aumenta o consumo de roupas e cai o volume (peso) da lavagem.

A explicação: praticamente quase todos os acompanhantes recebiam, de alguma forma, um volume de enxoval maior do que o necessário para sua estada e esses não poderiam ser reutilizados e sim descartados como roupa suja.

Nos procedimentos de alta e da limpeza terminal em torno de 70 altas por dia, verificamos que alguns *kits* (até 5) estavam nos armários. Agora imagine 70 altas por dia × 30 dias = 2.100 altas por mês.

O *kit* era composto por 5 peças (2 lençóis, fronha, cobertor e toalha), ou seja, no mínimo 10.500 (2.100 altas × 5 peças) que ao peso médio de 600 gramas o desperdício era de aproximadamente 6.300 quilos de roupa por mês que eram lavadas e que estavam fora do custo do leito. Essa prática aumentava o custo da lavanderia. Isso para apenas 1 *kit* encontrado e somente nas altas.

Se transformarmos em dinheiro, o valor gasto era de aproximadamente (preço médio de R$ 4,00) R$ 25.200,00 ao mês ou R$ 302.400,00 ao ano. Valores gastos desnecessariamente (desperdícios de recursos).

Essas peças não utilizadas iam sem sujidades para a lavanderia, aumentando a taxa de kg/roupa/leito. Ou seja, estávamos criando insatisfações e aumento de custos.

A disponibilização do enxoval para o acompanhante aumentou o nível de hotelaria e trouxe para um patamar considerado ótimo o volume de roupa por cliente, em comparação com a ANAHP. Portanto, tivemos um aumento na satisfação dos clientes e a redução do volume de quilos lavados.

Segundo o relatório ANAHP, a carga de roupa dos principais hospitais privados do Brasil está em torno de 12kg/leito/dia para hospitais com alto padrão de hotelaria. Portanto, é conveniente sugerir que a relação pode variar entre 10 e 14 quilos de roupa/leito/dia em virtude dos níveis de serviços de hotelaria hospitalar.

Se compararmos a tabela da Anvisa com um hospital geral[100], houve aumento de 3 vezes o valor do peso anteriormente sugerido. Anteriormente, em alguns hospitais, utilizava-se apenas 1 lençol para cobrir a cama. O aumento se deu porque outros tipos de peças passaram a compor o enxoval hospitalar. Ou seja, ao melhorar o nível de hotelaria (segurança higiênico-sanitária e conforto), o dimensionamento também muda. Notadamente, o custo do enxoval por leito aumenta, porém a satisfação dos clientes cobre o custo financeiro na diferença das peças.

Para o enxoval cirúrgico, a relação peso por paciente vai depender diretamente do nível da complexidade cirúrgica e da taxa de adesão por enxovais descartáveis ou reutilizáveis. O maior volume do enxoval é utilizado para cirurgias de alta complexidade, tais como neurológicas e cardiológicas. Os hospitais-maternidade também podem variar pelo número de partos normais e cesáreos.

A gestão realizada pela CME pode impactar no volume de campos utilizados por paciente cirúrgico para mais ou para menos, mediante o modelo do LAB (pacote de campos) e a relação de pacotes preparados para atender o número de cirurgias diariamente. Algumas CME produzem pacotes compostos (exemplo: 2 grandes, 2 médios e 2 pequenos) para cirurgias sem produzir pacotes simples (individuais ou duplos).

O desperdício pode ocorrer se, por vezes, a sala cirúrgica solicitar um tipo de campo, exemplo: pode ocorrer de o cirurgião solicitar um complemento de mais 2 campos médios e ser atendido com o pacote composto (6 unidades), gerando desperdícios de roupa. Exemplo: se o pacote é composto e o cirurgião somente quer usar 2 campos médios, vai descartar para o expurgo os 2 campos grandes e os 2 campos pequenos sem utilização.

Agora imagine a geração de custos para lavar, preparar, esterilizar e lavar novamente sem que fossem utilizados. O resultado será um maior desperdício de peças por cada cirurgia.

---

[100] Hospital geral, estimando-se uma troca diária de lençóis: 4kg/leito/dia.

Uma hotelaria hospitalar de alto nível que se preocupa com os custos pode contribuir para provocar redefinições no preparo dos campos pela CME.

Em recentes estudos realizados tanto em lavanderias hospitalares como em instituições de saúde, ficou evidente que é o nível de serviço de hotelaria que vai fazer a diferença no volume de roupa por paciente e não somente o tipo de hospital.

Outro ponto de elevada importância será a avaliação da rota do enxoval hospitalar. A rota é formada por etapas completando o ciclo do enxoval. Exemplo: o tempo existente entre a coleta da roupa e a entrega no hospital? 12 horas? 24 horas? Existem rouparias satélites nos andares? A rouparia central consegue garantir um ciclo de estoque maior do que 24 horas?

É fundamental a avaliação desta logística que aqui denominamos de "rota do enxoval hospitalar".

HOTELARIAS CONVENCIONAL E HOSPITALAR E AS MUDAS DO ENXOVAL

Com a profissionalização do segmento de hotelarias convencional e hospitalar, competências e habilidades alinharam-se e, assim, surgiram profissionais para conduzir o processo administrativo e tecnológico com maestria, maximizando produtividade e minimizando recursos. É o caso da hotelaria que foi integrada na organização hospitalar como uma ferramenta de maximização de valores e minimização de custos.

A hotelaria hospitalar firma-se cada vez mais para contribuir para a gestão estratégica pela reunião dos serviços de apoio reduzindo custos e valorizando a experiência do paciente, fixando fidelidade em uma opção (ir para o hospital) que não é espontânea, mas sim preventiva e necessária e em alguns casos de emergência ou urgência.

Implantar a hotelaria hospitalar exige sensibilidade, criatividade e comprometimento do administrador do hospital, muito mais do que a mera disponibilização de recursos, sejam esses humanos ou financeiros. Os recursos para implantar a hotelaria hospitalar com a visão de manter-se no "estado da arte" nasce de uma parcela da eliminação dos desperdícios provocados pelas falhas ou pela falta de gestão estratégica nos setores coordenados pela hotelaria hospitalar.

Na hotelaria hoteleira, a sensibilidade é importante, porém é menor exatamente pelo modelo de cliente e acompanhantes. Ambos buscam o bem-estar, mas o *status* psicológico é diferente.

A hotelaria hospitalar é baseada na hotelaria convencional aplicada em uma organização de saúde. A existência de atitudes hospitaleiras é um pré-requisito à sua implantação e não deve ser um ato mecânico que não permita individualizar algumas formas de atendimento.

A hotelaria, seja convencional, seja hospitalar, deve parametrizar seus padrões, ter seus limites definidos, porém, deve ser flexível quando necessário, desde que essa flexibilidade não interfira na qualidade técnica dos serviços. A espera do cliente da hotelaria hoteleira na fila da recepção não tem o mesmo risco do cliente na fila hospitalar.

No hotel é possível servir um *wellcome drinks* para minimizar o desconforto pelo tipo de atendimento. **No hospital o momento de atendimento, além de único, é também emergencial.**

A partir do momento da implantação de um novo estabelecimento, seja ele hoteleiro ou hospitalar, seja de que porte for, existirão necessidades básicas a serem supridas, além da própria estrutura do empreendimento. Um dos pontos críticos é o enxoval durante todo o ciclo operacional da aquisição ao descarte. O enxoval é parte componente de um ciclo entre a entrada e a saída do cliente, dos acompanhantes e funcionários.

O enxoval é o conjunto de peças de roupas contabilizadas e utilizadas a serviço das instituições hoteleiras convencionais, hospitalares, lavanderias etc. É composto pelo enxoval novo, circulante e em costura. As circulantes ou "mudas" do enxoval são compostas por peças de roupa utilizada na hotelaria classificadas por tipo, formato, uso, cor, padrão, tamanho etc. A quantidade de mudas pode variar de acordo com o tipo e classificação do hotel ou do hospital, localização geográfica, período etc.

As mudas devem atender às necessidades da hotelaria em conforto e qualidade, assim como facilitar os procedimentos operacionais de troca de roupa. O número de mudas deve ser suficiente para atender à demanda sem perder a qualidade nem o tempo proposto como vida útil do enxoval.

O número de mudas deve atender ao ciclo do enxoval nas suas rotas suja e limpa.

Além do número de mudas do ciclo de enxovais, é muito importante verificar a necessidade das trocas diárias do enxoval para os clientes, sejam eles hóspedes ou pacientes acamados. O objetivo será o de mantê-los sempre em boas condições de conforto e higiene.

Para dimensionar um enxoval é necessário avaliar duas situações: as variáveis controláveis (programáveis) e as incontroláveis (não programáveis). As variáveis incontroláveis estão no ambiente externo e podem ocorrer por aumento repentino da necessidade de atendimento devido a epidemias, pandemias, desastres, interrupções logísticas etc.

A gestão deve propor métodos para as situações programáveis tais como as reservas antecipadas nos hotéis e as cirurgias seletivas nos hospitais e as que são consideradas não programáveis, tais como passantes nos hotéis e atendimento emergencial e de urgência nos hospitais.

Nossa sugestão é que se possa estabelecer a estratificação como meio de evitar alto estoque de mudas pelo simples somatório dos números de leitos existentes na unidade hoteleira convencional ou hospitalar e sua multiplicação pelo número de mudas.

Alguns setores hospitalares com menor número de leitos, tais como emergência e urgência, apresentam maior necessidade de mudas para estoque e reposição (maior número de troca de mudas diárias). Os leitos de internações em unidades abertas, embora em maior número, têm menor frequência de trocas de mudas por paciente. O bloco cirúrgico é um dos exemplos de setores controláveis, pois parte das cirurgias são eletivas.

Não é somente dimensionar o enxoval, mas também gerir seu ciclo. Não adianta um bom dimensionamento se não existir gestão nos dados relacionados aos danos, a evasão e a vida útil (DEV) da instituição.

Após a avaliação das variáveis de demandas dos setores é essencial que a aquisição seja feita adequadamente evitando faltas ou excesso de enxoval. Qualquer um dos extremos pode gerar desperdícios de recursos finalizando em prejuízos financeiros ou na qualidade do atendimento ao cliente.

Com a gestão da rota do enxoval é possível controlar seu fluxo em todas as etapas, tanto na rota suja quanto na rota limpa. Essa gestão deve incluir o controle do enxoval em todo seu ciclo, desde a aquisição até o descarte.

Na opinião dos autores, o que mais tem impactado no dimensionamento não é somente o tipo ou a complexidade do hotel ou do hospital, mas principalmente seu *status* de hospitalidade, humanização e consequentemente o nível de hotelarias convencional e hospitalar implantado.

NÍVEL DE HOTELARIAS CONVENCIONAL, HOSPITALAR E O DIMENSIONAMENTO DO ENXOVAL

É possível aceitar que o dimensionamento pode ser elaborado mais rapidamente (pela elaboração do número de peças por unidade ou leito), com maior praticidade (pela definição de um quantitativo de peças por mudas) e com menor custo (evitar excesso de peças adquiridas desnecessariamente por falta de parâmetros claros e objetivos) se for definido um nível de excelência nas hotelarias convencional e hospitalar.

Também foi possível corroborar que o dimensionamento pode reduzir desperdícios de peças distribuídas pelos setores sem a real necessidade de uso. As peças dispostas nos setores para os clientes e colaboradores, embora não utilizadas, serão descartadas no expurgo, coletadas e enviadas para lavagem, aumentando o custo de processamento e "maquiando" o indicador quilos de roupa por paciente/dia.

Ao pontuar que o enxoval pode ser definido pelo nível de hotelaria, não se exclui sua definição anterior pelo tipo e complexidade do hotel e do hospital. A definição do dimensionamento pelo tipo e complexidade, aqui em debate, confunde pela possibilidade de encontrarmos hotéis e hospitais do mesmo porte em número de unidades habitacionais ou leitos e complexidades iguais apresentar-se em variações bruscas mediantes o tipo de gestão.

Nos hospitais a gestão faz a diferença quando se pretende agir sem controle e sem indicadores, seja a EAS pública ou privada.

As variáveis tipo de atendimento hospitalar (aberto ou seletivo), a especialidade (geral, maternidade, infantil, cardíaco, trauma etc.), as técnicas de cirurgia (invasiva *versus* não invasiva), a localização geográfica (calor, frio, chuva, seco etc.), o tipo de lavanderia (terceirizada ou própria), a localização da lavanderia, (mais ou menos do que 50km) podem afetar o dimensionamento do enxoval. A cultura do desperdício ou do descaso com o enxoval é outro fator importante para dimensionar e controlar o enxoval.

A cultura do desperdício ou do descaso é o maior vilão do consumo.

Para dimensionar um enxoval avaliando todas essas alternativas, dá-se um grau de dificuldade maior do que estabelecer um critério de atendimento pelo nível de hotelaria convencional ou hospitalar implantada. É a hotelaria que vai definir quais os parâmetros de conforto e qualidade dos têxteis, além do modelo de processamento do enxoval, terceirizado ou não, locado ou próprio. Assim também vai conduzir com maior afinidade o fluxo do enxoval nas unidades fechadas e abertas.

Após o dimensionamento da muda do enxoval, a próxima etapa será somente multiplicar pelo número de unidades habitacionais ou leitos existentes e controlar a frequência das trocas diárias.

Nos hospitais, ao propormos que o dimensionamento do enxoval seja orientado pelo nível de hotelaria hospitalar implantado, o que rompe o paradigma de que é o nível de complexidade e o tipo do hospital os principais sinalizadores da elaboração do dimensionamento.

Nesse momento, norteia-se a proposta dos autores sobre o nível da hotelaria hospitalar (ainda não há critérios particulares para essa mensuração), como muito baixo, baixo, médio, alto, muito alto, que inclusive pode servir como base para a ampliação de novos estudos em hotelaria hospitalar.

A pergunta da pesquisa se âncora em como se pode propor um dimensionamento de um enxoval gerado pelo nível de excelência e da gestão das hotelarias convencional e hospitalar.

Podemos então afirmar que, ao ajustar o dimensionamento do enxoval pelo nível da hotelaria, é possível mapear as reais necessidades para arrumação e suas possíveis trocas dos leitos. Também será importante para definir o número de mudas necessário para elaborar o real quantitativo desses materiais durante todo seu ciclo operacional e ainda eliminar pontos de desperdícios, evasões. Não havendo desperdícios de enxoval, não existem perdas de recursos financeiros.

Muito mais relevante é conseguir verificar que o dimensionamento do enxoval não é dependente do nível de atenção e complexidade dos hospitais.

Este estudo pode abrir uma possibilidade posterior para o desenvolvimento de novas pesquisas em busca da formatação e adequação de parâmetros que definam a classificação do nível das hotelarias convencional e hospitalar nos mais diferentes quesitos dos serviços de apoio.

A proposta dos autores é de que o dimensionamento do enxoval não esteja somente atrelado ao tipo de hospital conforme apresentado na tabela da Anvisa, mas ao nível de qualidade, conforto e segurança da hotelaria, nesse caso particular, com relação ao enxoval hospitalar.

Fazendo uma leitura estática, os hospitais são semelhantes em sua mínima composição estrutural (acomodações e setores) e assistencial (técnica e protocolos). A diferença está nas ações da hotelaria na instituição, seja ela pública ou privada.

A proposta dos autores é estabelecer 5 níveis de classificação da hotelaria propondo uma escala que pode determinar parâmetros entre os níveis como "muito baixo" e "muito alto". Essa escala estaria baseada somente no enxoval utilizado pela hotelaria.

Uma hotelaria com baixo nível apresenta-se com o simples, porém essencial, enxoval que possa oferecer o mínimo conforto e segurança para o paciente e acompanhante. Com o alto nível, tem-se o essencial para tornar inesquecível a experiência do paciente e seu acompanhante.

O nível de hotelaria deve abranger o atendimento, a oferta mobiliária, o nível do enxoval, a acessibilidade tecnológica e o conforto durante a estada. Essas são peças essenciais para tornar cada vez menos desagradável o incômodo da internação em um hospital. Ninguém sente "imenso prazer" quando é obrigado a uma internação hospitalar. **Há sempre risco e consequentemente medo**. O medo incomoda.

Segundo os autores, a tabela antes sugerida pela Anvisa não pode ser considerada inapropriada. Porém o lapso temporal de quase 40 anos já é suficiente para uma revisão técnica do modelo de dimensionamento do enxoval tomando por base somente o tipo de hospital e complexidade. Vários fatores são relevantes para que esse modelo seja revisto, tais como a incorporação de outros tipos de peças no enxoval, o número de trocas (por conforto), a tecnologia dos tecidos e fibras, a terceirização da lavanderia etc.

Portanto, propor o dimensionamento com base no nível da hotelaria é a proposta mais adequada neste momento.

Para elaborar o novo modelo de dimensionamento, primeiramente é necessário estipular um padrão de hotelaria. A proposta dos autores parte da sugestão em estipular um nível de classificação para os serviços de hotelaria hospitalar. Neste estudo estamos utilizando, entre outros critérios[101], o da qualidade e

---

[101] Outros critérios: padronização das acomodações, enxoval do paciente (lençol de cama, lençol de paciente, travessa, cobertor, peseira, travesseiros, fronhas, toalha de banho, toalha de rosto, toalha de piso, roupão, pijama/camisola), enxoval do acompanhante (lençol de cama, lençol de acompanhante, cobertor, travesseiros, fronhas, toalha de banho e toalha de rosto), armários com cabides, cofre ou *locker*, mesa de cabeceira, tomadas para uso do cliente, controle remoto (ar e TV), *blackout* nas cortinas, wi-fi, notebook, TV smart, fone de ouvido, videogame para crianças, frigobar, água quente, revestimento do teto, parede, piso do banheiro e apartamento, iluminação indireta, *room service*, *concierge*, acessibilidade a informações e prontuários (via app ou smart), cronograma de atendimento assistencial, de medicamentos e procedimentos etc.

disponibilização do enxoval para os pacientes e acompanhantes hospitalares. Essa classificação não diferencia se a gestão dos serviços é pública ou privada.

Essa classificação tem por base alguns pontos de percepção verificados pelos autores ao longo da vida profissional em consultorias na área de hotelaria e em estudo recente sobre a percepção dos pacientes e acompanhantes sobre a qualidade dos serviços hospitalares pelo nível de qualidade da hotelaria hospitalar.

Segundo os autores, recente pesquisa sobre a qualidade da hotelaria na percepção dos pacientes e clientes[102] mostrou que, na visão dos pacientes e de seus acompanhantes, os fatores que afetam os serviços hoteleiros hospitalares são muito importantes na avaliação da qualidade hospitalar. A ferramenta utilizada neste estudo pode ser um critério de avaliação da situação dos serviços hoteleiros dos principais hospitais do País, sendo, assim, possível a avaliação e a melhoria das condições existentes.

Alguns estudos anteriores indicam que os serviços de hotelaria são pontos de decisão para a definição da preferência hospitalar. É pela percepção da qualidade estrutural, da limpeza e do enxoval (aspectos visíveis) que os clientes "rotulam" hospitais com qualidade e sem qualidade, impactando nessa mesma percepção a qualidade técnica da equipe assistencial. Esse fator pode influenciar a satisfação e a fidelidade do cliente e inclusive a escolha das operadoras de saúde a contratar. Não é logico pagar planos de saúde para uma operadora que não apresenta hospitais considerados de excelência.

Os serviços hoteleiros e de apoio podem afetar na seleção ou rejeição na escolha dos hospitais mais do que os serviços clínicos, provocando um impacto relativo no aumento do número de pacientes, bem-estar e redução de custos.

A opinião dos pacientes é essencial na avaliação da qualidade dos serviços. Na verdade, a compreensão das pessoas sobre um evento é mais importante do que a realidade apresentada. Essa percepção pode ser gerenciada com o foco na melhoria ou negligenciada.

De acordo com a pesquisa[103] na cultura iraniana, as pessoas acreditam que as famílias são responsáveis pelo cuidado de seu paciente e é essencial acompanhá-lo durante sua internação. Portanto, incorporar os comentários dos acompanhantes dos pacientes na avaliação da qualidade do serviço fornece aos pesquisadores informações abrangentes.

---

[102] https://www.ncbi.nlm.nih.gov/pmc/articles/PMC5122112/.
[103] https://www.ncbi.nlm.nih.gov/pmc/articles/PMC5122112/.

Nos últimos anos, um plano de sistema de saúde foi proposto no Irã e esforços foram feitos para fornecer serviços de saúde de alta qualidade aos clientes. A consideração da satisfação do cliente é essencial e os serviços de hospitalidade dos hospitais podem ser um dos critérios para os serviços de garantia de qualidade.

Considerando que os instrumentos de avaliação e procedimentos de acreditação hospitalar pelo Ministério da Saúde, Tratamento e Educação Médica raramente examinam os serviços de hotelaria dos hospitais, o estudo teve como objetivo determinar os fatores que influenciam os serviços hoteleiros em hospitais iranianos em 2015 com base nas perspectivas dos pacientes e seus acompanhantes. Além disso, a partir dos resultados deste estudo, um modelo adequado poderia ser desenhado para a avaliação e melhoria da qualidade dos serviços de hospitalidade.

Outros aspectos dos serviços de hotelaria hospitalar neste estudo também foram importantes, o que indica um nível de importância de moderado a alto. Ficou evidente que os pacientes se preocupavam com questões como amenidades públicas, incluindo serviços de nutrição, transporte hospitalar, instalações, limpeza, acomodação de seus acompanhantes e compras. Além disso, os serviços de segurança são um pilar da saúde e espera-se que os pacientes estejam protegidos dos riscos de infecção, ferimentos e incêndio e possam usar as saídas de emergência durante a hospitalização.

Portanto, a hotelaria pode ser o diferencial na percepção dos clientes para a tomada de decisão sobre qual hospital escolher para realizar seus procedimentos eletivos. Algumas operadoras de saúde também adotam o critério de avaliação do nível de hotelaria para credenciar ou manter o credenciamento hospitalar.

Não há como oferecer aos clientes uma instalação de baixo nível quando a operadora se considera de excelência.

Profissionais de saúde não adotam hospitais com baixo nível de qualidade para prestar seus serviços aos seus clientes. A estrutura e o serviço são ferramentas fundamentais de fidelização de clientes da saúde.

COMO A PROPOSTA ESTÁ SENDO ELABORADA?

A proposta dos autores é que o dimensionamento do enxoval não esteja ancorado somente no tipo e complexidade dos hospitais.

A sugestão dos autores parte do pressuposto de classificação do nível de hotelaria considerado em "muito baixo"; "baixo"; "médio"; "alto"; e "muito alto"(Tabela 21).

TABELA 21 – Padrão e classificação do enxoval.

Padrão	Classificação no enxoval
1	Muito baixo
2	Baixo
3	Médio
4	Alto
5	Muito alto

Este critério é sugerido somente pelo serviço de enxoval hospitalar disponibilizado para uso pelos clientes (Tabela 22).

A tabela 22 propõe o número de peças por nível de hotelaria. Após essa definição fica mais fácil propor o dimensionamento por tipo de peças.

Os pontos críticos do dimensionamento estão nos pilares do número de mudas (rotas do enxoval), do giro dos leitos, da proposta assistencial de trocas mínimas e da proposta de conforto da hotelaria.

A relação kg/leito é apresentada na tabela 23, onde os valores (peso) foram inseridos. Os autores sugerem a tabela 23 com base na melhor relação de conforto do cliente hospitalar e seu acompanhante.

Após inserir o peso (das peças) do enxoval é possível elaborar uma tabela de peças e kg/leito levando em consideração o nível de hotelaria (Tabela 24).

Se fosse comparar a tabela apresentada pelos autores com a divulgada pela Anvisa, é possível verificar que a proposta baseada na estrutura e na complexidade do hospital não é suficiente para definir corretamente o consumo gerado de quilos de roupa por leito por dia.

Um hospital geral pode apresentar serviços de hotelaria diferenciados e com isso ter consumo de roupas diferentes um do outro. Para os autores, o nível de hotelaria é mais relevante para quantificar o consumo de quilos de roupa do que o tipo do hospital.

A tabela 25 demonstra essa comparação. Embora à primeira vista as colunas "carga de roupa" da Anvisa e dos Autores sejam aproximadas, quase semelhantes,

TABELA 22 – Nível de hotelaria – enxoval hospitalar.

Enxoval	Muito baixo	Baixo	Médio	Alto	Muito alto
Lençol de cama	1	1	1	2	2
Lençol de paciente	1	1	2	2	2
Fronha	1	1	2	4	4
Travessa	1	1	1	1	1
Toalha de banho	–	1	1	2	3
Toalha de rosto	–	–	–	1	3
Toalha de piso	–	–	1	1	2
Cobertor	–	–	1	1	2
Roupão	–	–	–	1	2
Pijama/camisola	1	1	1	1	2
Total de peças	5	6	10	16	23
Enxoval acompanhante	Muito baixo	Baixo	Médio	Alto	Muito alto
Lençol	–	–	1	2	2
Fronha	–	–	1	2	2
Toalha de banho	–	–	–	1	2
Toalha de rosto	–	–	–	2	3
Cobertor	–	–	–	1	1
Uniforme	–	1	1	–	–
Total de peças	Zero	1	3	8	10

não há correlações entre o nível de hotelaria e o tipo de hospital nas duas classificações. Se for comparada assim, somente os hospitais especializados e o hospital-escola teriam nível alto de hotelaria, o que não é puramente verdadeiro.

Já com o dimensionamento proposto com base no nível da hotelaria pode-se agora planejar qual o melhor número de mudas do enxoval a ser adquirido e por tipo de enxoval.

Quando se fala em números de mudas, por exemplo, e se projetam 4 mudas, a proposta não é necessariamente multiplicar por 4 a quantidade de todas as

TABELA 23 – Hotelaria hospitalar – peças para *mise en place* dia.

Tipo da peça	Peso médio em kg	Enxoval para cliente									
		Muito Baixo		Baixo		Médio		Alto		Muito Alto	
		Unidade de peças	Peso kg	Unidade de peças	Peso kg	Unidade de peças	Peso kg	Unidade de peças	Peso kg	Unidade de peças	Peso kg
Lençol	0,450	2	0,900	2	0,900	3	1,350	4	1,800	4	1,800
Fronha	0,150	1	0,150	1	0,150	2	0,300	4	0,600	4	0,600
Travessa	0,600	1	0,600	1	0,600	1	0,600	1	0,600	1	0,600
Toalha de banho	0,500	–	–	1	0,500	1	0,500	2	1,000	3	1,500
Toalha de rosto	0,200	–	–	–	–	–	–	1	0,400	3	0,600
Toalha de piso	0,220	–	–	–	–	1	0,220	1	0,220	2	0,440
Cobertor	0,800	–	–	–	–	1	0,800	1	0,800	2	1,600
Roupão	0,700	–	–	–	–	–	0	1	0,700	2	1,400
Pijama	0,300	1	0,300	1	0,300	1	0,300	1	0,300	2	0,600
Total		5	1,950	6	2,450	10	4,070	16	6,420	23	9,140

Dimensionamento dos Enxovais Hoteleiro e Hospitalar

| Tipo da peça | Peso médio em kg | Enxoval para acompanhante ||||||||
		Muito baixo		Baixo		Médio		Alto		Muito alto	
Lençol	0,450	0	0	0	0	1	0,450	2	0,900	2	0,900
Fronha	0,150	0	0	0	0	1	0,150	2	0,300	2	0,300
Toalha de banho	0,500	0	0	0	0	0	0	1	0,500	2	1,000
Toalha de rosto	0,200	0	0	0	0	0	0	2	0,400	3	0,600
Cobertor	0,800	0	0	0	0	0	0	1	0,800	1	0,800
Uniforme	0,400	0	0	1	0,400	1	0,400	0	0	0	
Total B		0	0	1	0,400	3	1,00	8	2,900	10	3,600
Total geral (A + B)		5	1,95	7	2,85	13	5,070	25	9,320	33,00	12,74

Fonte: acervo do autor.

TABELA 24 – Número e peso de peças em hotelaria.

Nível	Número de peças			Peso das peças		
	Paciente	Acompanhante	Total	Paciente	Acompanhante	Total
Muito baixo	5	0	5	1,950	0	1,950
Baixo	6	1	7	2,450	0,400	2,850
Médio	10	3	13	4,070	1,000	5,070
Alto	16	8	24	6,420	2,900	9,320
Muito alto	23	10	33	9,140	3,600	12,74

TABELA 25 – Comparação entre a tabela da Anvisa e a dos autores.

Tabela da Anvisa		Tabela de Farias e Boeger	
Tipo de hospital	Carga de roupa	Carga de roupa	Classificação
Hospital de longa permanência para clientes crônicos	2kg/leito/dia	1,95kg/leito/dia	Muito baixa
Hospital geral, estimando-se uma troca diária de lençóis	4kg/leito/dia	2,85kg/leito/dia	Baixa
Hospital geral de maior rotatividade, com unidades de pronto-socorro, obstetrícia, pediatria e outras	6kg/leito/dia	5,07kg/leito/dia	Média
Hospital especializado de alto padrão	8kg/leito/dia	9,32kg/leito/dia	Alta
Hospital-escola	8-15kg/leito/dia	12,74kg/leito/dia	Muito alta

peças do enxoval hospitalar, visto que, para algumas peças, a necessidade pode ser maior e para outras pode ser menor. O mais importante é definir o *mise en place* do leito para posteriormente multiplicar pelo número de mudas proposto.

Cada setor hospitalar tem uma característica própria e assim, para cada um deles, um modelo de dimensionamento de ser avaliado.

MUDAS DO ENXOVAL NAS HOTELARIAS CONVENCIONAL E HOSPITALAR

O número de mudas deve ser suficiente para atender à demanda dos clientes da instituição. A quantidade de mudas é uma medida que deve tomar por base, principalmente, o nível dos serviços de hotelaria da instituição. Outros fatores que interferem são as taxas ocupacionais, tempo de giro, número de altas por dia, especialização do hotel ou hospital, localização geográfica, estrutura do ambiente (com ou sem ar condicionado), entre outras variáveis. Porém o nível da hotelaria é fundamental para realizar o dimensionamento.

Outra variável importante no cálculo do número de mudas é no serviço prestado pela lavanderia, se interno ou externo. Lavanderias externas normalmente operam com ciclos de coleta e entrega em até 24 horas. Se o ciclo entre a saída da roupa suja e a entrada da roupa limpa for de 24 horas, a instituição hospitalar vai necessitar incluir mais uma muda para compor seu ciclo do enxoval.

De acordo com o tempo de processamento, o número de mudas pode obedecer à seguinte formatação:

- A 1ª muda para montagem do *mise en place* leito.
- A 2ª muda na rouparia satélite (+ IST-RS[104]) para repor o *mise en place* leito.
- A 3ª muda na rouparia central (repor a rouparia satélite + IST-RS).
- A 4ª muda na rouparia central para atender o IST-RC[105] – rouparia central.
- A 5ª muda na lavanderia – para atender ao ciclo de lavagem definido.

O *mise en place* é o número e tipos de peças necessárias para arrumar um leito em conformidade com o padrão da instituição.

Algumas instituições determinam a quantidade de trocas mínimas (1 ou 2 por dia), outros determinam que exista 1 troca logo pela manhã e outra, se necessário, quando o cliente solicitar. Portanto, nesse caso o mínimo necessário são 2 mudas.

A avaliação cotidiana pode sinalizar um limite médio percentual de demandas extras solicitadas pelos clientes e a hotelaria hoteleira ou hospitalar pode gerenciar essa variação. Para compor um enxoval, é importante avaliar as etapas do processo e o número de trocas definidas pela hotelaria convencional ou hospitalar.

A tabela 26 apresenta uma previsão da necessidade de enxoval (volume de peças) em acordo com as etapas mínimas necessárias para que o giro do enxoval seja suficiente para atender à demanda da instituição. Não estão inclusas

---

[104] IST-RS = índice de segurança técnico da rouparia satélite em % (para trocas extraordinárias no leito).
[105] IST-RC = índice de segurança técnico da rouparia central em % (segurança em giro/dias)

as médias proporcionais para suprir a taxa de relavagem, substituição por danos, vida útil e evasão.

A tabela 26 foi elaborada para um nível de hotelaria considerado muito baixo. Inclui as mudas que devem existir na montagem do leito (*mise en place*), na rouparia limpa, na rouparia satélite, na rouparia suja (expurgo ou rouparia suja) e na lavanderia (em processamento).

TABELA 26 – Mudas de roupa em hotelaria hospitalar.

Tipo da peça	Peso médio em kg	Nível de hotelaria hospitalar Muito baixo	Mise en place	Satélite (1)	Central (2)	Suja (3)	Lavanderia (4)	Total de peças
Lençol	0,450	2	0,900	2	2	2	2	2	10
Fronha	0,150	1	0,150	1	1	1	1	1	5
Travessa	0,600	1	0,600	1	1	1	1	1	5
Toalha de banho	0,500	–	–	–	–	–	–	–	–
Toalha de rosto	0,200	–	–	–	–	–	–	–	–
Toalha de piso	0,220	–	–	–	–	–	–	–	–
Cobertor	0,800	–	–	–	–	–	–	–	–
Roupão	0,700	–	–	–	–	–	–	–	–
Pijama	0,300	1	0,300	1	1	–	–	1	4
Total		5	1,950	5	5	4	4	5	28

Cabeçalho: Número de trocas por dia: 1 por dia — Índice técnico: 15%. Quantidade de giro e etapas necessárias para o ciclo do enxoval (mudas do enxoval) (4 ciclos).

Fonte: acervo dos autores.

A partir da tabela 26 é possível mensurar as etapas necessárias, neste exemplo, ao giro do enxoval com baixo risco de falhas no atendimento ao cliente. Em uma fórmula matemática fica assim definida a expressão para calcular o volume de enxoval necessário em conformidade com o nível de hotelaria proposto:

$$NP = MEP + (QGE + IST\%) \times NT \times QUH + (NAM)$$

Onde:

NP = Número de peças totais.

MEP = *Mise en place* para arrumação do leito.

QGE = Quantidade de etapas por giro do enxoval (uso × lavar × guarda × uso).

IST% = % Índice técnico (provisão de peças do enxoval).

NT = Número de trocas por dia.

QUH = Quantidade de leitos.

NAM = Número de alta (média).

Exemplo: quantos lençóis são necessários para atender 130 leitos de internação:

$$NP = MEP + (QGE + IST) \times NT \times QUH + (NAM)$$

NP = a calcular.

MEP = 2 lençóis.

QGE = 4.

IST% = 15%.

NT = 1 troca por dia.

QUH = 130 leitos.

NAM = 20 por dia.

$$NP = MEP + (QGE + IST\%) \times NT \times QUH + (NAM)$$
$$NP = 2 \times (4 + 15\%) \times 1 \times 130 + (20)$$
$$NP = 2 \times 4,6 \times 130 + 20$$
$$NP = 1.216$$

Portanto, serão necessárias 1.216 peças para um hospital com 130 leitos com 4 mudas e em média 20 altas por um período de até 24 horas de giro do enxoval.

A mesma fórmula pode ser utilizada para hotelaria hoteleira.

O NT é um fator importante, pois pode induzir a erros no dimensionamento. O NT é o **número de trocas por dia**.

Para calcular o número de peças com trocas diárias utilizamos o NT = 1. Para calcular o número de peças com trocas a cada 2 dias usamos o NT = 0,5.

Exemplo: para calcular o número de fronhas (1 por leito), usamos a mesma expressão alterando a quantidade de MEP. O NT não é alterado, pois a troca é diária, por exemplo:

$$NP = MEP + (QGE + IST\%) \times NT \times QUH + (NAM)$$
$$NP = 1 \times (4 \times 15\%) \times 1 \times 130 + (20)$$
$$NP = 1 \times 4,6 \times 130 + 20$$
$$NP = 618$$

Para calcular o número de cobertores (1 por leito), usamos a mesma expressão alterando a quantidade de MEP. O NT, nesse caso, será alterado para NT = ½ ou 0,5. Ou seja, 1 a cada 2 dias.

Exemplo:

$$NP = MEP + (QGE + IST\%) \times NT \times QUH + (NAM)$$
$$NP = 1 \times (4 \times 15\%) \times 0,5 \times 130 + (20)$$
$$NP = 1 \times 4,6 \times 65 + (20)$$
$$NP = 319$$

Nesses dados não estão inclusos a taxa de relave, pois o enxoval retorna nas próximas entregas pela lavanderia.

Com relação às perdas ocasionadas definitivas, tais como as que ocorrem por **Danos, Evasão e Vida útil (DEV)**, pode-se incluir a taxa de **DEV** no resultado final da expressão (**NP**) para todos os tipos de peças. Claro que nem todas as peças têm a mesma taxa DEV. A hotelaria convencional e hospitalar deve elaborar um valor técnico e ajustar proporcionalmente a essas ocorrências e aos resultados de redução desses fatos.

O primeiro passo da etapa é avaliar o histórico dessas ocorrências para não comprar além ou aquém da necessidade.

Exemplificando: supondo que historicamente as taxas levantadas foram:

- Taxa de evasão: 3% ao mês (3 lençóis por mês).
- Taxa de dano: 1% (1 lençol por mês).
- Taxa de vida útil: 1% (para lençóis) 1 lençol a cada 100 utilizações.

No exemplo anterior, onde NP lençóis é de 1.216, pode acrescentar um DEV de 5% ao volume projetado ao mês.

$$NP \text{ lençóis} = 1.216 + DEV\ 5\%$$
$$NP \text{ lençóis} = 1.216 + 60,8$$
$$NP + DEV \text{ lençóis} = 1.276,80$$

O novo total será de 1.276,80 ou 1.277 lençóis.

O gestor da hotelaria convencional ou hospitalar já pode manter uma programação mensal de reposição de lençóis mensais, trimestrais, semestrais ou anuais.

Devem-se evitar longos prazos para reposição, pois, além dos valores altos, a redução do número de mudas por DEV vai impactar enormemente a vida útil do enxoval pelo desgaste ocasionado pelo excessivo número de lavagens de cada peça que sobrou da unidade lençol.

A tabela 26 tem como proposta contribuir na definição do dimensionamento inicial. Para que essa operação funcione sem traumas, o hotel ou o hospital deve apresentar um número de mudas adequado às suas atividades e sazonalidades. Recomendamos estratificar os setores em 2 formatos: demanda espontânea (maior variação) e demanda planejada (menor variação).

É importante lembrar sobre a importância do dimensionamento por setores com demandas planejadas (controláveis) e demandas espontâneas (não controláveis).

Nos hospitais os setores controláveis e de baixas variações incluem os leitos de internações, o centro cirúrgico para cirurgias eletivas e setores de imagem. Os setores não controláveis incluem emergência, medicação, cirurgias emergenciais. Para esses setores não controláveis o número deve atender a média histórica dos atendimentos realizados nos últimos períodos (6 a 12 meses).

A demanda controlável (planejada) parte da capacidade de atendimento da instituição. Exemplo, planejar a necessidade do enxoval do centro cirúrgico é mais simples do que realizar uma previsão dos setores de emergência e urgência. As demandas do centro cirúrgico, salvos os procedimentos emergenciais, são, na maioria, eletivas e, portanto, mais fácil de previsão. Ao estabelecer o que é controlável (baixa variação) e não controlável (alta variação), pode-se eliminar/minimizar graves erros de dimensionamento.

MUDAS DO ENXOVAL NO BLOCO CIRÚRGICO

Mudas do enxoval é a quantidade de peças têxteis necessárias para atender à demanda das trocas de roupa durante o ciclo do enxoval. A definição do número depende do ambiente setorial do hospital. Para cada setor indicar uma avaliação personalizada. Não há como generalizar o cálculo do número de mudas para todos os setores.

A hotelaria necessita de um cálculo simples de número de leitos *versus* número de mudas. Já o bloco cirúrgico difere na forma de cálculo do número de mudas do enxoval da hotelaria.

No ciclo do enxoval é acrescida a etapa da CME em que ocorre a preparação e a esterilização das peças utilizadas. Após a esterilização, o enxoval é enviado para a rouparia satélite da CME, que é o arsenal.

O arsenal disponibiliza as peças em formato de pacotes ou LAPs mediante as demandas do centro cirúrgico. O número de peças deve atender ao número de ciclos do enxoval multiplicados pela quantidade de cirurgias da Instituição.

O número de mudas pode ser definido como:

- A 1ª muda para montagem do *mise en place* por cada paciente.
- A 2ª muda no arsenal (+IST-A[106]) para repor o *mise en place* da mesa cirúrgica.
- A 3ª muda no processo de esterilização (preparar LAPs e esterilizar).
- A 4ª muda na sala de preparação dos LAPs.
- A 5ª muda na rouparia central da IST-CME[107].
- A 6ª muda na lavanderia – em conformidade com o ciclo de lavagem.

O centro cirúrgico necessita, conforme o ciclo, de 6 etapas, ou seja, 6 mudas.

---
[106] IST-A = índice de segurança técnico do arsenal em %.
[107] IST-CME = índice de segurança técnico do CME em %.

Porém não se pode somente multiplicar 1 campo cirúrgico por 6 (etapas), pois ainda será necessário calcular o número de cirurgias por dia.

Para calcular o número de campos utilizaremos a fórmula a seguir:

$$NP = \{[MEP (CG + CM + CP)] + (QGE + IST\%) \times NCC]\}$$

Onde:

NP = Número de peças totais

MEP = *Mise en place* no LAP por tipo de peça

CG = Campo grande

CM = Campo médio

CP = Campo pequeno

QGE = Quantidade de etapas por giro do enxoval

IST% = % Índice técnico

NCC = Número de cirurgias por dia

Como realizar o dimensionamento do enxoval cirúrgico?

Exemplo: se a média do centro cirúrgico é de 40 cirurgias por dia, não se pode dimensionar somente multiplicando o número de cirurgias pelo ciclo do enxoval (6 etapas × 40 cirurgias). Nessa forma teremos 240 campos cirúrgicos.

O *mise en place* do enxoval cirúrgico vai depender do padrão definido para o tipo de cirurgia ou do próprio cirurgião. Exemplo: o padrão definido para 1 LAP é de 2 campos grandes, 1 campo médio e 2 campos pequenos. O ciclo de enxoval é de 6 etapas e a programação média é de 40 cirurgias por dia, com índice técnico de 15%.

Qual a quantidade de campos para atender a essa demanda?

A fórmula para calcular fica assim definida:

$$NP = \{[MEP (CG + CM + CP)] \times [(QGE + IST\%)] \times (NCC)]\}$$
$$NP = \{[(CG\ 2) + (CM\ 1) + (CP\ 2)] \times (6 + 15\%)] \times (40)]\}$$
$$NP = \{[CG\ 2 + CM1 + CP2\ ] \times [6{,}90] \times (40)]\}$$
$$NP = \{[(CG\ 2 \times 6{,}90) + (CM\ 1 \times 6{,}90) + (CP\ 2 \times 6{,}90)]\} \times 40$$
$$NP = [CG\ 13{,}80 + CM\ 6{,}90 + CP\ 13{,}80] \times 40$$
$$NP = CG\ 552 + CM\ 276 + CP\ 552$$

Portanto, são necessários 552 campos grandes e pequenos e 276 campos médios para suportar o ciclo de 6 mudas e o número médio de 40 cirurgias por dia.

Algumas vezes, o centro cirúrgico passa por sufoco se o dimensionamento foi realizado multiplicando apenas o número de cirurgias (40) por um tipo de campo cirúrgico. Nesse caso, teríamos apenas 40 campos por ciclo ou 240 para 6 ciclos.

Esse volume não é suficiente, pois cada LAP, neste caso, usaria 2 campos. Ao usar 2 campos, e para 6 ciclos, teríamos material suficiente para 20 cirurgias provocando rotas extras para a lavanderia ou cancelamento de cirurgias.

O número total de mudas do centro cirúrgico é diretamente proporcional ao número e tipo de procedimentos realizados por cada ciclo de 24 horas. A CME poderá estabelecer um padrão de composição média do LAP cirúrgico e a partir daí definir o real número de peças necessárias para a montagem do enxoval.

Uma boa alternativa é realizar a montagem de alguns LAPs padronizados (6 peças) e manter em estoque com pacotes unitários ou duplos com diversos campos já esterilizados para, se necessário, atender às demandas da equipe de cirurgiões.

É possível a equipe cirúrgica receber o LAP padronizado e durante a cirurgia solicitar um novo campo cirúrgico (exemplo: 1 campo grande). Supondo que todos os LAPs estão padronizados com 6 campos (2 de cada). Nesse caso, a equipe cirúrgica utilizará 1 campo e os outros 5 (nesse exemplo) serão devolvidos, via expurgos, para a lavanderia. Serão lavados campos limpos e esterilizados sem nenhum tipo de utilização por necessidade. Isso significa despesas por desperdícios.

Nesse caso, se isso ocorrer, perde-se o valor pago pela lavagem, pela locação (caso seja locado), pela vida útil (se próprio), pelo custo da esterilização, custo e tempo dos profissionais para a preparação dos LAPs etc. Uma hotelaria ativa pode, juntamente com o CCIH e a CME, dimensionar os campos cirúrgicos e gerenciar os LAPs para evitar desperdícios de operações e custos.

Alguns custos podem ser reduzidos no enxoval sem prejuízos para a operação e atividade, menores custos para as unidades usuárias e maior lucro para os hospitais.

QUAL O MELHOR NÚMERO DE MUDAS DO ENXOVAL

Qual a melhor relação de mudas do enxoval? 2? 3? 4? 5? 6 mudas? Ou mais?

Sabe-se que quanto maior o número de mudas de uma peça do enxoval, maior é o valor do investimento. Por exemplo: se um lençol de solteiro com 180 fios custa R$ 30,00 por unidade, para 2 lençóis o valor gasto será de R$ 60,00. Para compor 6 mudas (1 lençol *versus* 6), ou seja, 6 lençóis, o valor gasto será de R$ 180,00 reais ou uma fração menor por algum benefício de descontos por comprar em quantidade. Esse é o investimento. O número de mudas é considerado adequado quando não há interrupções nos serviços a que se destinam. Para definir, é necessário verificar o nível de serviço desejado (nível de hotelaria).

Há uma avaliação empírica sobre a questão do número de mudas que define que quanto maior esse número menor será o desgaste das fibras, pois permitem que elas "descansem" por até 48 horas. Não há fundamento técnico que possa comprovar esse efeito do "descansar" a fibra. O que se sabe é que existe uma regra matemática para o número de mudas e sua vida útil em dias.

O tempo de vida útil é medido em número de lavagens. Portanto, se uma peça do enxoval tem vida útil de até 100 lavagens, ela vai durar 100 lavagens. Se eu só tenho 1 muda, ela vai ser lavada diariamente e vai durar 3 meses e 10 dias. Não há outra conta a fazer. A tabela 27 apresenta o número de mudas e a relação com o tempo de vida útil.

TABELA 27 – Número de mudas e a relação com o tempo de vida útil.

	\multicolumn{6}{c	}{Número de mudas}
	1	2	3	4	5	6
Lavagens por mês	30,41	15,20	10,13	7,60	6,08	5,06
Vida útil em dias	100	100	100	100	100	100
Vida útil em meses	3 meses e 9 dias	6 meses e 18 dias	9 meses e 26 dias	13 meses e 5 dias	16 meses e 13 dias	19 meses e 22 dias

Sabe-se que existe um desgaste natural do tecido e que esse é medido por ciclo de lavagem. A vida útil do enxoval é reduzida a cada utilização (desgaste natural), isso sem contar alguns fatores que podem acelerar o desgaste ou o dano. No dano, a peça pode ser inutilizada em um único uso (mancha, rasgo, dano no uso e na lavanderia).

Os danos podem ser químicos, físicos ou biológicos ou uma combinação de todos. O desgaste pode ainda ser por uma combinação do processo de lavagem e secagem, principalmente as felpas (toalhas). Nessa conta, estamos desconsiderando evasão.

Deve-se evitar decidir quantas mudas serão necessárias e multiplicar todas as peças do enxoval por esse número. Fatalmente os gastos poderão ser desnecessários para adquirir algumas peças e falta física de outras peças.

7 Gestão de Custos dos Enxovais Hoteleiro e Hospitalar

Gerir é minimizar despesas e maximizar receitas. A qualidade dos custos de um negócio é impactada pela gestão dos resultados da produtividade, da rentabilidade e da lucratividade[108]. O objetivo é maximizar o resultado das três.

- Baixa produtividade impacta na baixa lucratividade e rentabilidade[109].
- Alta produtividade com baixa lucratividade podem ser problemas em vendas, administração de custos e tributos.
- Alta produtividade + alta lucratividade e baixa rentabilidade significam que a empresa não está aproveitando bem as oportunidades de crescimento do negócio e as possibilidades de diversificação de estratégias e investimentos.

O quadro 26 apresenta as definições sobre produtividade, rentabilidade e lucratividade.

O enxoval é avaliado pela sua rentabilidade. Quanto maior o uso, menor será o gasto futuro com reposição.

Os gastos são considerados contas de despesas, custos e investimentos. É importante entender esses conceitos para saber quais podem ser cortados, quais devem receber um reforço e quais não podem ser evitados para manter a viabilidade do seu negócio.

O conceito de gasto, para a contabilidade, é qualquer valor desembolsado visando à aquisição de algo. Seja um produto ou um serviço. De início, parece um conceito simples, mas, quando analisada a segmentação interna de gastos, o processo fica um pouco mais complicado.

---
[108] https://vidroimpresso.com.br/noticia-setor-vidreiro/produtividade,-lucratividade-e-rentabilidade.
[109] https://blog.contaazul.com/lucratividade-e-rentabilidade-entenda-as-diferencas.

QUADRO 26 – Definição de produtividade, rentabilidade e lucratividade.

Conceito	Definição
Produtividade	A produtividade é o resultado do esforço em função do tempo e está relacionada com a quantidade e a qualidade das tarefas produzidas em um definido período e quais os recursos que foram utilizados durante o processo de produção. A produtividade está interligada com o alto desempenho e a eficiência na entrega de resultados. Não confunda alta produção com produtividade. A diferença entre produzir e ser produtivo tem a ver com a prioridade das tarefas, que devem ser executadas por ordem de urgência, respeitando os prazos e evitando realizar as demandas por ordem de complexidade Produtividade = esforço atual/tempo disponível
Rentabilidade	Rentabilidade é o resultado obtido por determinada estratégia quando comparado aos resultados que poderíamos obter se utilizássemos outra estratégia. É calculada com base na relação entre o lucro líquido e os investimentos realizados pela empresa. Ela também pode ser usada para avaliar se um investimento é positivo para a organização Rentabilidade (%) = lucro líquido/investimentos × 100
Lucratividade	A lucratividade é o saldo da diferença entre os valores obtidos com a atividade (financeiros ou não) e todos os valores despendidos para realizar a atividade É a relação entre o valor do lucro líquido e o valor do faturamento em percentual A lucratividade depende dos custos, da formação de preços e da relação com a concorrência, que determinam se a receita das vendas será suficiente para cobrir todos os custos e ainda gerar lucro no saldo final Lucratividade (%) = lucro líquido/receita bruta × 100

Mas por quer saber este conceito? Porque às vezes se cortam investimentos quando seria necessário cortar despesas. Ou ainda reduz custos interferindo na qualidade do processo ou do produto quando a vilã é a despesa. Os gastos podem ser divididos em despesa, custo ou investimento.

O quadro 27 apresenta o conceito de gastos.

O enxoval hoteleiro ou hospitalar deve ser avaliado pelo custo. Quanto maior o tempo de vida útil do enxoval, menor será o custo de reposição.

A vida útil está inserida nas definições de bens econômicos.

Bem econômico é tudo aquilo que permite satisfazer uma ou várias necessidades humanas e pode ser classificado quanto a sua raridade como bens livres[110] e bens econômicos[111]. Quanto à sua natureza, como bens materiais[112] e

---

[110] Bens intangíveis e quantidade ilimitada, tais como ar, mar, luz solar etc.
[111] Bens tangíveis e escassos que possuem preço e são atribuídos a algum esforço humano de produção.
[112] Bens duráveis, semiduráveis e não duráveis.

QUADRO 27 – Conceito de despesa, custo e investimento.

Conceito	Definição
Despesas	São gastos que não visam ao retorno financeiro, mas são necessários para obter a receita no final do mês. As despesas propiciam o "conforto" e a funcionalidade. Exemplo: energia, água, telefone, aluguel, publicidade e folha de pagamento dos funcionários administrativos
	As despesas podem ser consideradas fixas ou variáveis:
	Despesas fixas: são as que não variam com o faturamento, são constantes. Algumas podem variar o valor, mas terão que ser pagas e devem estar no seu orçamento
	Despesas variáveis: são aquelas que variam de acordo com o faturamento. Elas estão diretamente ligadas ao custo do produto como impostos, comissões, fretes. Não estão no orçamento, já que são instáveis
Custos	É o valor utilizado com insumos e serviços para a produção de outros bens e serviços, tais como matéria-prima, energia, salários que são utilizados na produção, ou seja, custos do setor produtivo
	Os custos podem ainda ser considerados diretos ou indiretos:
	Custo direto: é usado na fabricação dos produtos. Deve ser mensurável e incluído no cálculo do custo de produção
	Custo indireto: é aquele que não se pode ver no produto ou serviço produzido, mas que foi utilizado na fabricação, tais como a energia do administrativo, os lubrificantes de máquinas industriais etc.
Investimentos	É um gasto com possibilidade de retorno financeiro. Na indústria, é a aquisição de novos equipamentos, tais como novas máquinas, de ferramentas e veículos
	São aplicados na compra de novos bens para aumentar a produção ou na aplicação em produtos financeiros que aumentam o patrimônio da empresa
	Não confunda investimentos com despesas. Se for reformar um prédio como manutenção e melhoria, o gasto será uma despesa com manutenção predial. Mas se é para aumentar a área útil ou o patrimônio da empresa é um investimento
	Para diferenciar o investimento da despesa, basta se perguntar: "esse gasto irá agregar valor para a empresa?" Se a resposta for sim, trata-se de um investimento

imateriais[113]. Quanto ao seu destino, como bens de capital[114], bens intermediários[115] e bens de consumo[116].

O bem de consumo é classificado quanto à sua durabilidade como durável, semidurável e não durável. Entende-se durabilidade como tempo de vida útil de um determinado bem.

---

[113] Serviços públicos, tais como justiça, educação, transporte etc. ou privados.
[114] Bens utilizados para produzir outros bens. Exemplo: tear têxtil.
[115] Bens utilizados como matéria-prima. Exemplo: fibras têxteis.
[116] Bens finalizados ou finais. Exemplo: lençol, campos cirúrgicos, toalhas etc.

O quadro 28 apresenta as definições dos tipos de bens citados.

QUADRO 28 – Conceitos e definições de bens.

Conceito	Definição
Bem durável	São aqueles que podem ser usados várias vezes e durante longos períodos, como um carro, uma geladeira ou uma máquina de lavar etc.
Bem semidurável	São aqueles que se desgastam aos poucos devido à sua utilização, exemplo, o vestuário e o calçado etc.
Bem não durável	São aqueles destinados a serem consumidos de imediato, como, por exemplo, chocolate, cerveja, café etc.

O enxoval é avaliado como bem semidurável com tempo de uso previsível e que se desgasta naturalmente com sua utilização.

É um bem adquirido para suprir uma necessidade na preparação dos apartamentos, dos leitos e dos procedimentos hospitalares. O bem semidurável se desgasta naturalmente pelo uso. Pode sofrer desgastes por manchas, ser evadido ou danificado, porém desgastes prematuros não se enquadram na definição de bens econômicos. São considerados prejuízos[117].

O enxoval hoteleiro ou hospitalar é um produto avaliado pela sua rentabilidade, é também classificado como custo direto e é um bem econômico, material, de consumo semidurável. É semidurável porque é lentamente consumido durante sua utilização.

Algumas instituições quando falam sobre o enxoval sempre o classificam como um investimento. O enxoval no grupo de gastos não pode ser considerado um investimento. O enxoval deve ser classificado como custo variável, pois faz parte da composição do valor da utilização pelos clientes e acompanhantes do hotel ou do hospital ou dos procedimentos realizados no bloco cirúrgico.

A ideia de que o enxoval é um investimento a ser feito ocorre, principalmente, pelo alto valor financeiro dispendido pelo conjunto de peças a ser adquirido para a implantação ou sua reposição.

O conceito de investimento é tipicamente financeiro e é utilizado quando se usa para aplicações no mercado de valores, ou por aquisições imóveis, máquinas, equipamentos ou produtos duráveis de longo prazo e que são beneficiados legalmente pela depreciação.

---
[117] Resultados negativos de possíveis despesas ou investimento.

O enxoval hoteleiro ou hospitalar tem uma vida útil de curta ou média duração e, portanto, não pode ser considerado investimento e sim gasto. O Investimento é um tipo de gasto.

O consumo ocorre por desgastes naturais e por danos. O ciclo de vida útil inicia na aquisição do enxoval e finaliza com o descarte físico ou contábil. Quanto mais profissional e racional tiverem sido a escolha e o manuseio adequado do enxoval, maior a probabilidade da sua rentabilidade ou do retorno financeiro do montante do gasto da aquisição.

O retorno é medido com o descarte programado após cada avaliação e inventários realizados.

O descarte ocorre quando o enxoval é considerado inadequado ao uso e, portanto, pronto para ser retirado de circulação. A retirada de circulação se dá pelas características inadequadas da aparência, conforto, manchas, danos etc., que podem provocar rejeições ou riscos aos usuários. Na hotelaria a aparência, o conforto e a segurança são fatores fundamentais para classificar um enxoval como inutilizado.

Cândido ressalta (2001, p. 280-284), e de acordo com as recomendações dos fabricantes de tecidos, que a durabilidade média do enxoval é medida pelo número de lavagens (Tabela 28).

TABELA 28 – Vida útil do enxoval por lavagem.

Durabilidade da roupa em número de lavagens	
Tipo de roupa	Vida útil no de lavagens
Roupa de cama (lençol e colcha)	280-320
Fronha	250
Toalha de banho e rosto	240
Toalha de mesa	260
Guardanapo	350

Fonte: Cândido, Índio. Governança em hotelaria. Caxias do Sul: Educs; 2001.

O tempo médio de duração do enxoval pode ser acrescido se alguns procedimentos forem adequadamente aplicados, como forma de armazenagem, desengomagem inicial (primeira lavagem para remover a goma da roupa), adequação dos produtos de lavagem, estocagem etc.

A verificação de vida útil por lavagem somente será possível se, no enxoval, existir um modelo de controle que permita o rastreamento. Esse pode ser por código de barras ou RFID. Não sendo possível o modelo de rastreamento eletrônico, esse pode ser medido pelo tempo (data[118] entre a compra e o descarte) de utilização da peça em questão. Esta data pode ser anotada na etiqueta têxtil ou em etiqueta específica para esse fim. Essa não é a maneira mais adequada de controle de vida útil, pois não se pode garantir que todas as peças circularam obedecendo a uma lógica do controle PEPS[119], garantindo a uniformidade de uso.

O principal ponto crítico do controle de vida útil do enxoval é seu tempo de depreciação. Se o enxoval é descartado antes do previsto, significa que a instituição teve prejuízo com as peças descartadas, pois não foi totalmente depreciado.

As unidades utilizadoras do enxoval devem inserir na sua planilha financeira de gastos o custo do enxoval. Para calcular quanto será o custo do enxoval na acomodação foi sugerido pelos autores um modelo que insere o valor da aquisição da peça do enxoval com acréscimos da taxa financeira de 3%, da depreciação de 1%, da provisão da taxa de evasão de 3% e uma margem de lucro projetada de 10% sobre o preço inicial da peça. Ao final da conta é possível chegar ao custo da peça por cada utilização. Na tabela 29, a projeção de descarte/depreciação é para 100 utilizações da peça, na qual não está incluído o valor pago por lavagem. Portanto, vida útil projetada de 100 lavagens.

No exemplo da tabela 29, foram utilizadas 7 peças cujo peso médio aproximado é de 2,930 quilos. O custo diário de utilização é de R$ 2,40 ou R$ 240,00 com as 100 utilizações projetadas. Se após o prazo final de 100 utilizações não forem constatados danos nem evasão, a rentabilidade será de 27,08% (175/240 × 100) ou R$ 0,65 ao dia de uso. Nesse caso, o enxoval será depreciado em aproximadamente 72,91 utilizações/giro.

Por isso a importância da gestão do enxoval pela vida útil ou depreciação por cada unidade habitacional hoteleira ou hospitalar. Uma boa gestão será lucrativa e o setor terá provisionado as reposições do enxoval sem a necessidade de alocação de recursos extras além do já retornado.

Digamos que o valor por quilo da lavagem seja de R$ 5,00. Então, para lavar os 2,930 quilos o valor total do processamento será de R$ 14,65 por leito. O custo total agora do enxoval por leito será então de R$ 17,05 (R$ 14,65 + R$ 2,40).

---

[118] É praxe marcar a data da chegada do enxoval na bainha das peças ou na etiqueta de identificação.
[119] Primeiro que entra, primeiro que sai.

Gestão de Custos dos Enxovais Hoteleiro e Hospitalar

TABELA 29 – Custo de locação de enxoval.

Produto	Valor da peça em R$	Taxa financeira 3% em R$	Depreciação/ danos na lavagem (1% valor inicial) em R$	Taxa de evasão 3% em R$	Margem de lucro 10% em R$	Peso em quilos	Unidade/ leito	Custo total por uso no leito em R$
Lençol	30,00	30,90	31,20	32,10	35,10	1,00	2	0,702
Fronha	10,00	10,30	10,60	10,90	11,90	0,180	1	0,119
Travessa	30,00	30,90	31,20	32,10	35,10	0,500	1	0,351
Cobertor	60,00	61,80	62,40	64,20	70,20	0,500	1	0,702
Toalha de banho	30,00	30,90	31,20	32,10	35,10	0,500	1	0,351
Toalha de piso	15,00	15,45	15,60	16,05	17,55	0,250	1	0,175
Totais	175,00					2,93	7	2,400

Fonte: acervo dos autores.

Portanto, é possível verificar que após as 100 utilizações o valor de retorno financeiro de reposição será de R$ 240,00. Valor suficiente para repor a mesma quantidade de enxoval. Porém, se o valor de lavanderia não estiver no custo da unidade, haverá uma perda diária de R$ 14,65 ou R$ 1.465,00 ao final das 100 utilizações.

Se existir descontrole na distribuição do enxoval, haverá volume excessivo de roupa para ser lavada onerando o valor pago à lavanderia. Esse provável excedente pode provocar maior impacto financeiro de curto prazo, ocasionado pela lavanderia, talvez maior do que o próprio orçamento de reposição do enxoval.

O desperdício do uso indevido pode gerar maior volume para a lavanderia do que o necessário e consequentemente maior valor financeiro do que o evadido no período.

Em uma consultoria, a partir do momento da implantação de controle na distribuição do enxoval para as unidades de internações, foi possível reduzir, em toneladas de roupa lavadas ao mês, R$ 45.000,00 ou R$ 540.000,00 ao ano na conta que seria paga à lavanderia. Esse valor economizado no orçamento foi suficiente para repor boa parte do enxoval da unidade. Nesse exemplo, o valor economizado foi maior do que o próprio valor monetário cobrado pela evasão física do enxoval.

O enxoval foi dimensionado para atender a uma unidade com 400 leitos. Os dados anteriores apontavam para um volume de até 129.000 quilos de roupa lavada por mês. Com o novo dimensionamento pelo nível de hotelaria implantado, foi possível provocar a redução no volume mensal e principalmente na taxa do indicador "quilo de roupa por paciente/dia" de 23,61%. Com a redução, o volume do enxoval lavado caiu para 114.000 quilos mensais. A redução teve como base o dimensionamento da necessidade do enxoval e o controle do número de trocas de mudas (Tabela 30).

TABELA 30 – Produção de roupa lavada.

Dados	Período avaliado				
	Agosto	Setembro	Outubro	Novembro	Dezembro
Tonelada por mês	129.000	124.000	120.000	118.000	114.000
Taxa de quilos por paciente	14,4	14,1	13,5	12,7	11,8
Redução de custos em relação ao mês de agosto em %	–	2,08	6,25	11,80	23,61

Fonte: acervo do autor.

O que se verifica em algumas avaliações e estudos de consultorias é que existe grande preocupação da gestão hospitalar com o valor do enxoval a ser adquirido enquanto baixa ou nenhuma preocupação com a gestão sobre o uso racional e o montante em quilos do enxoval lavado. O controle do volume lavado pode ser a fonte financeira da reposição do enxoval hoteleiro ou hospitalar.

É possível afirmar que, muitas vezes, o custo elevado não é do enxoval (gestão e aquisição) hoteleiro ou hospitalar. O valor pago à lavanderia, na falta de controle e quando há desperdícios, é superior do que o valor do enxoval.

O valor pago à lavanderia por um enxoval distribuído em excesso e que não é utilizado pelo cliente é despesa e desperdícios de recursos. Para a lavanderia, quanto maior for o desperdício do enxoval maior será seu faturamento e ganho.

O controle sobre a rota limpa do enxoval é fundamental para minimizar gastos na lavanderia por desperdícios e inadequações na logística do enxoval hoteleiro ou hospitalar.

O dimensionamento do enxoval deve ser realizado com base na quantidade de unidades habitacionais, leitos, atendimentos e cirurgias e no nível de hotelaria que se pretende aplicar. O volume dimensionado pode parecer inadequado se as rotas e o número de ciclos não estiverem controlados. Quanto maior o número de mudas, maior o volume de recursos financeiros alocados. Esse é a primeira percepção. Porém uma quantidade suficiente de mudas favorece a vida útil do enxoval pelo giro da roupa.

Para determinar o ganho e definir os gastos no número de mudas do enxoval, foi elaborada a tabela 31 que apresenta uma avaliação de uma peça têxtil (lençol) com tempo de durabilidade de uso estimada em 300 lavagens ao ano quando calculamos o tempo de vida útil tomando por base o número de mudas.

TABELA 31 – Custo e vida útil de mudas do enxoval.

Número de mudas	Linha	1	2	3	4	5	6
Ciclos (giro da roupa) por mês	A	30,41	15,20	10,13	7,60	6,08	5,06
Vida útil em meses	B	9,86	19,73	29,61	39,47	49,34	59,28
Custo por cada peça	C	3,04	3,04	3,03	3,04	3,04	3,03
Custo da depreciação de cada peça por mês	D	3,04	1,52	1,01	0,76	0,60	0,50

Fonte: acervo do autor.

Na linha A – ciclo/giro da roupa por mês – 1 (uma) muda, a peça será lavada 30,41[120] vezes ao mês. Com 6 (seis) mudas essa peça será lavada 5,06[121] ao mês.

Na linha B – vida útil em meses – 1 (uma) muda, a peça terá vida útil projetada de 9,86 meses[122]. Com 6 mudas, o tempo de vida útil pode chegar a 59,28[123] meses ou aproximadamente 5 anos.

Na linha C, o custo por cada peça é praticamente o mesmo.

Na linha D, o custo da depreciação será reduzido a cada novo prazo de vida útil de cada peça.

---

[120] 365/12 (dias/meses).
[121] 30,42/6 (mês/mudas).
[122] 300/30,41 (vida útil projetada/mês).
[123] 300/5,06 (vida útil projetada/meses).

A cada número de mudas, ganha-se aumento de vida útil de cada peça. Com relação ao custo financeiro por peça, tanto faz o número de mudas maior ou menor, conforme foi observado na linha C (3,04).

TABELA 32 – Memória de cálculo.

Fórmula	Descrição
Ciclo por mês = $\dfrac{\frac{365}{12}}{n^{\underline{o}} \text{ mudas}}$	Dias do ano/número de meses/número de mudas
Vida útil em meses = $\dfrac{300}{A}$	Vida útil/ciclo de lavagem por mês (A)
Custo por cada peça = $\dfrac{30,00 \times n^{\underline{o}} \text{ mudas}}{B1; B2...}$	Valor da peça × mudas/vida útil (mês)
ROI = peça por mês = $\dfrac{30,00}{B}$	Valor da peça/vida útil (mês)

É possível verificar que o custo por unidade em cada peça diminui à medida que aumenta o número de mudas. No valor gasto inicial da compra, embora seja crescente para cada nível de giro de mudas, o custo mensal por peça diminui. Nem todas as peças sofrerão o mesmo desgaste e a reposição poderá ser mais bem programada.

A qualidade da aquisição é fundamental na vida útil. A conformidade do recebimento premia a qualidade do planejamento da aquisição nas hotelarias convencional e hospitalar.

O ponto crítico da avaliação da aquisição é a vida útil que impacta diretamente na rentabilidade, na frequência da reposição e tem como consequência o valor gasto com o enxoval.

A aquisição (enxoval novo) define seu preço (valor), o uso define o custo (relação receita e despesa) e o descarte finaliza com a rentabilidade ou o prejuízo do enxoval. Quanto maior a qualidade da aquisição do enxoval, menores as ocorrências negativas (danos) e maior será a lucratividade. As normas da ABNT podem contribuir com a qualidade na aquisição do enxoval.

DANOS NO ENXOVAL

A utilização incorreta ou inadequada do enxoval pode provocar danos. Os fatores dos danos são classificados como de origem física, biológica, química, mecânica, ambiental e pelas características de cada tecido. Os danos ocorrem pelo uso impróprio do enxoval ou pelo enxoval impróprio para uso. Podem iniciar no fornecimento, pela inadequação das especificações do enxoval ou no atendimento a essas características pelos fornecedores. Os diversos tipos de danos ocorridos migram do uso inadequado do enxoval, entre eles a armazenagem.

Na utilização do enxoval pelos clientes, os danos podem ocorrer por mau uso, como limpar sapatos, lustrar objetos, pintar o cabelo, remover a maquiagem e o batom, derramar alimentos ou bebidas. Avisos e sinalizadores aos clientes podem promover a redução dos danos no enxoval. A consciência na utilização racional da roupa, aliada aos conceitos básicos de higiene, é fator preponderante na eliminação ou redução dos índices de inutilização por danos.

Os índices de inutilização considerados aceitáveis na maioria das fontes (hotelaria e lavanderia) pesquisadas[124] variam de 0,75 a 1,5% para "perdas" (evasão) e de até 2% para danos físicos, químicos ou biológicos. Essa variação é decorrente do tipo de enxoval, do processo e dos produtos utilizados. Em alguns hotéis, são "toleráveis" índices de até 1% para o desaparecimento das peças (evasão) e de 1 a 2% por danos e inutilização que podem oscilar nos períodos de alta estação. Aqui não estão computados os danos naturais decorrentes da utilização adequada do enxoval. Os índices totais chegam a atingir valores de até 3% em média/ano.

Aparentemente, pode parecer satisfatório um dano médio de 2% ao mês, desde que o produto danificado possa ser reciclado ou corrigido para reutilização normal. No caso do enxoval (produto não reutilizável após o dano), um índice de 2% ao mês não deverá (poderá) ser contabilizado como valor médio, mas como acumulativo, pois um lençol, dependendo do grau do dano, não poderá ser reutilizado ou retornado ao uso após a comprovação da perda ou da inutilização.

Exemplificando: um hotel com 100 unidades de lençóis e com índice médio de 2% ao mês (danos de 2 unidades) significa que, ao longo de 12 meses, são 24 lençóis danificados ao ano e não que cada 1 lençol será danificado 12 vezes ao ano.

Da mesma maneira para calcular o índice de evasão. Usando o mesmo número de 2% ao mês temos 24% ao ano. Um lençol não desaparece 24 vezes e sim 24 lençóis desaparecem 1 vez ao ano. Portanto, ao final do período de 12 meses, 24 lençóis ou 24% do enxoval devem ser repostos somente por danos ou evasão.

---

[124] Hotéis com 3, 4 e 5 estrelas e em lavanderias terceirizadas em Fortaleza-CE e Recife-PE.

Se compararmos com o índice 6 sigma[125], 1% de danos (considerado tolerável) é, na realidade, aproximadamente 2.941 vezes pior que o padrão citado. São números que provocam inversões financeiras não programadas pela reposição inesperada do enxoval. Esses danos podem provocar a insatisfação dos hóspedes e a redução de vida útil do enxoval restante.

Não existe o fim dos danos na roupa; porém, se alguns procedimentos básicos forem adotados, com certeza a redução será muito significativa.

EVASÃO E INVENTÁRIO DOS ENXOVAIS HOTELEIRO E HOSPITALAR

A evasão é o resultado negativo ente o estoque anterior e o atual. É um dos pontos críticos da gestão do enxoval. Esse resultado é encontrado (positivo ou negativo) quando se realiza o inventário ou contagem das peças.

Como afirma o professor Marcelo Boeger:

"A evasão do enxoval deve estar na linha da estratégia com indicadores de desempenho e de custo e não fazendo parte dos comitês de lamentações. Não adianta ficar correndo atrás do leite derramado".

Conforme afirma o professor Roberto Farias:

"A evasão é um estoque fictício e virtual, de difícil acesso humano, em que todas as peças não encontradas entre inventários ficam armazenadas em 'nuvens' ou reaparecem após um novo inventário ser realizado ou até que nunca mais sejam encontradas".

Você já pensou que a evasão pode ser apenas uma imaginação sua?

Que a maior parte pode ser apenas uma ilusão temporária e que o verdadeiro motivo pode ser a ausência de registros de rotas ou registros de descartes?

Como minimizar a evasão?

A evasão pode ocorrer em qualquer momento na rota suja e na limpa, principalmente na rota limpa, já que percorre um longo caminho até voltar novamente para o uso. O enxoval pode ser "perdido" na rouparia, na lavanderia, no

---

[125] Índice 6 sigma: para cada 1.000.000 de procedimentos, somente serão aceitos 3,4 erros.

uso do apartamento ou do leito, no CME, no estoque, no conserto e na construção. Pode ainda ser originada por danos (físicos, químicos, biológicos ou naturais) não registrados pelas equipes e ainda pode ocorrer no ambiente interno (cliente, não cliente, procedimento indevido, transferência e óbito) e externo (entrega, coleta, lavanderia, ocorrências) da instituição.

É muito mais importante controlar a origem do que o índice da evasão. Alguns pontos críticos podem "esconder" o real indicador da evasão. O melhor é tentar encontrar as "portas de saída" da roupa, a origem real da evasão, do que a própria evasão em si.

Quais são as portas da evasão?

A figura 34 mostra esses caminhos e prováveis causas.

O enxoval também pode "sumir" para fora da rota, por setores onde não é utilizado. A manutenção ou outros setores podem utilizar peças do enxoval para vedar um vazamento, secar um ambiente, utilizado como toalhas nos vestiários, como forração dupla de um leito de paciente, acompanhante e de repouso etc. Essas peças dificilmente serão devolvidas, principalmente se forem danificadas pelo mau uso.

Para realizar um inventário de um enxoval hoteleiro ou hospitalar, é importante avaliar a relação custo versus benefício do controle. Inclusive verificando a frequência desse inventário. O quadro 29 elaborado pelos autores

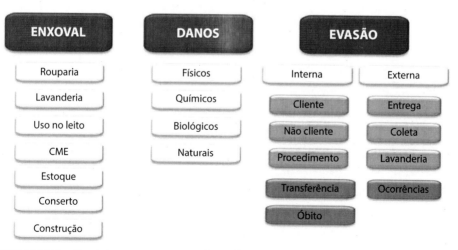

FIGURA 34 – Caminhos e causas prováveis de evasão.

sugere uma frequência de acordo com o tipo e valor das peças. Não convém inventariar panos de pratos ou cueiros e não ter tempo suficiente para inventariar cobertores, lençóis, toalhas e algumas peças privativas.

QUADRO 29 – Frequência do inventário de acordo com o tipo e valor das peças.

Peças	Frequência	Justificativa	Sugestão
Cueiros	Não controlar	Baixo volume e baixo custo	Pôr no custo do atendimento infantil e estabelecer provisões de compras
Lençóis	Mensal	Alto volume e alto custo	Realizar inventário
Cobertores	Mensal	Alto volume e alto custo	Realizar inventário
Toalhas de banho	Mensal	Alto volume e alto custo	Realizar inventário
Campo grande	Trimestral	Alto volume e alto custo	Controlar e inventariar no setor
Campo médio	Trimestral	Alto volume e alto custo	Controlar e inventariar no setor
Campo pequeno	Semestral	Médio volume e médio custo	Controlar e inventariar no setor
Touca hemodinâmica	Anual	Baixo volume e baixo custo	Controlar e inventariar no setor
Campo fenestrado cardioinfantil	Anual	Baixo volume e baixo custo	Controlar e inventariar no setor

Métodos de controle do enxoval

O enxoval deve ser controlado para medir a utilização da sua totalidade de vida útil projetada. Se o tempo de vida útil não for suficiente para depreciar o valor da aquisição, o prejuízo será o resultado.

Várias alternativas são propostas para esse controle, como a contagem, a leitura por código de barras e por RFID.

O mais importante da leitura é o fechamento do ciclo do enxoval em suas rotas suja e limpa. Não adianta grandes gastos com a aquisição de tecnologia para esse controle, seja por via *hardware*, seja por via *software* ou *humaware* (pessoas), se não houver disciplina na leitura e na logística.

Algumas vantagens e desvantagens são avaliadas com o uso dos 3 modelos de tecnologia. O RFID tem velocidade na leitura, porém o mecanismo de leitura deverá ser adequado para que não haja falhas de contagem. Não adianta controlar o que não se pode medir. É melhor ter a certeza de que não se sabe do que ter dúvida se a informação está errada ou correta.

Alguns hospitais e hotéis que locam enxovais deixam o controle da roupa, tanto na entrada quanto na saída, exclusivamente para os sistemas da lavanderia que realiza a locação. Não há nenhum problema, desde que as informações de controle e gestão sejam compartilhadas, o que na maioria das vezes não o é. Muito mais por falhas da gestão na hotelaria do que da lavanderia que loca e terceiriza os serviços.

O que fazer diante desse fato?

Não há o que fazer se não houver disposição para impor a disciplina do controle.

Mas, se não for possível investir para que o controle de RFID seja implantado na hotelaria convencional ou hospitalar o que fazer?

Esse questionamento nos permite voltar ao passado e imaginar como as grandes organizações de varejo ou atacado faziam para ter controle do seu estoque com milhares de itens que precisavam ser contabilizados quase que mensalmente?

Não faziam nada além da disciplina no controle.

Um dos graves problemas encontrados é que se pretende contar e realizar inventários de todas as peças existentes na instituição, relevantes ou não, inclusive as que não existem mais e suas fichas não foram removidas das prateleiras ou atualizadas.

Recentemente, para o controle de produção em uma lavanderia, recebemos um relatório do centro cirúrgico contendo peças que já não eram mais utilizadas. O mais interessante é que continha as quantidades necessárias para serem entregues diariamente.

Essas peças faziam parte do total de enxoval existente mascarando o número de mudas e a taxa de evasão. Foi verificado que, ao contabilizar todas essas peças em peso para adequar a produção da lavanderia interna do hospital, o valor, somente do centro cirúrgico, era maior do que o da produção total da lavanderia. Não é possível a lavanderia receber 1.000 quilos de roupa por dia e só o centro cirúrgico enviar, conforme relatório, 1.200 quilos.

Isto significa que alguns setores não atualizam suas previsões, necessidades e realidades de consumo de enxoval, gerando superdimensionamento e inversões financeiras desnecessárias.

Ao utilizar-se desse tipo de informação para projetar uma lavanderia haverá superdimensionamento do número de equipamentos necessáriso e com isso, investimentos desnecessários para aquisição de equipamentos ou, ainda, gerar turnos extras de trabalho desnecessários.

Na rouparia privativa, onde ocorre boas taxas de evasão, é possível estabelecer controles por usuário no ciclo de entrada e saída do funcionário mediante a leitura do crachá combinado com o tipo e quantidade de uniformes a serem entregues. A leitura vai informar também qual o colaborador recebeu o uniforme cadastrado no sistema e que, ao sair, confirmou a sua entrega. A não entrega permite que o sistema aponte um débito de enxoval que será cobrado em físico ou financeiro mediante acordo com cada instituição.

O que pode ser melhorado?

Cabe à hotelaria a utilização de informações, via *software* de gestão do enxoval, para controlar o enxoval em todas as entradas e saídas das rotas limpa e suja. Com esse controle será possível gerar índices de utilização por cada setor e marcar a necessidade de cada um deles mediante taxa de ocupação, período etc.

Esse controle pode ser implantado com leitura manual (por peso), por código de barras ou *chip*.

Para minimizar custos de implantação, se a opção for o RFID, não convém "chipar" ou rastrear todas as peças. É possível reduzir despesas na implantação de controle eletrônico por chips nas peças de baixa probabilidade de evasão. Deixar o *chip* somente para peças com alta probabilidade de evasão.

Os campos cirúrgicos são peças que dificilmente são evadidas durante os procedimentos. O ciclo é quase fechado. Após sua entrada na CME, segue para o arsenal e depois para o centro cirúrgico. Poucas são as possibilidades de evasão, salvo se pelo mau uso ou descartes não registrados no bloco cirúrgico durante o ciclo de processamento e uso. O controle pode ser realizado na própria CME, realizando auditorias de recebimento e entrega desse material para o arsenal e depois para o centro cirúrgico.

A determinação de realização de um inventário global, de todas as peças e em todo o ciclo do enxoval, pode parecer um excelente método de controle, porém, na maioria dos inventários que já participamos, a conta não fecha. São diversos setores e em "movimento" constante favorecendo as falhas de controle e contagem.

A mesma situação pode ocorrer com o enxoval rastreado por código de barras ou chips. Para rastrear com chips é necessário que o fluxo de circulação seja totalmente obedecido. Nenhuma peça pode circular além dos seus limites de utilização.

O inventário do enxoval hoteleiro ou hospitalar pode apresentar inconsistências pela dificuldade de reunião de todas as peças em um dado momento para contagem. É quase impossível realizar um inventário em todas as rouparias (suja, limpa e satélites, transporte, lavanderias, apartamentos e leitos) ao mesmo tempo ou em curto espaço de tempo pela dinâmica do enxoval na rota hoteleira e principalmente na rota hospitalar.

Por essa razão que, em alguns inventários, ora o enxoval diminui gerando evasão, ora o enxoval "aumenta" sem que nenhuma peça tenha sido comprada, alugada ou incorporada ao enxoval.

O mais importante não é somente registrar a peça que foi evadida. É importante avaliar se a taxa de retorno do enxoval foi suficiente para cobrir os custos de depreciação para sua reposição.

Supondo um lençol com previsão de uso (depreciação) para 100 giros (lavagens ou ciclo) e se esse for considerado evadido após 100 lavagens, não se pode considerar que essa peça seja contabilizada como prejuízo, mesmo por evasão. Contabilmente, esse lençol já poderia ser descartado pela instituição pelo tempo de vida útil. Algumas vezes, considera-se perda por evasão de peças que estão sem a menor condição de uso e que já foram depreciadas, muito além do tempo de vida útil projetado.

Portanto, se uma peça do enxoval for descartada por danos, manchas etc. e não tiver sido totalmente depreciada pode ser considerada perda por evasão. Somente se devem considerar na composição dos indicadores de evasão as peças não encontradas que não tiverem sido depreciadas. Como saber? Pelo rastreamento do enxoval.

Para chegar nesse nível de controle é importante que o dimensionamento (entrada do enxoval) e a distribuição do enxoval sejam feitos de forma adequada, com métodos claros e objetivos.

O objetivo é evitar desperdícios e inadequações na distribuição nos setores. É possível reduzir o indicador do volume de quilos por paciente quando o controle de distribuição é eficiente. A distribuição deve ser racional e objetiva. Não se pode deixar o enxoval à disposição em locais abertos e de fácil acesso para que o público, clientes, visitantes, pacientes e acompanhantes possam os utilizar em demasia.

Não se deve negar nenhuma peça do enxoval aos clientes, inclusive para os acompanhantes, porém, esses devem ser entregues controladamente pelas camareiras da instituição. É importante ressaltar que o controle reduz o nível de reclamações e aumenta o indicador de satisfação do cliente.

O que foi possível verificar em diversas consultorias é que o descontrole da distribuição do enxoval não é fator de elogios, mas a escassez é o trampolim das reclamações.

Fala-se que não se pode agradar a todos ao mesmo tempo, mas é perfeitamente possível desagradar a todos o tempo todo.

O dimensionamento também contribui para que as futuras aquisições possam ser planejadas rompendo com o empirismo do volume necessário ditado principalmente pelos fornecedores têxteis e assim reduzir também o volume e os valores de aquisições.

Ao dimensionar o enxoval, existem dois extremos que devem ser verificados: o superdimensionamento e o subdimensionamento. Os dois são exemplos de desperdícios de recursos financeiros e tempo de operação. O superdimensionamento é gastar além da necessidade operacional e tem impacto financeiro direto. O subdimensionamento vai provocar, pela escassez do material, insatisfações com os clientes e colaboradores por falhas de reposição no tempo certo. Dos dois, o subdimensionamento é o mais crítico e provoca impactos negativos na qualidade dos serviços prestados.

8 Subdimensionamento do Enxoval

Administrar o enxoval que entra e sai da instituição diariamente é quase tão vital quanto o abastecimento adequado de medicamentos. Uma escassez pode, em questão de horas, parar, por exemplo, o centro cirúrgico e a unidade de emergência.

Imagine o quanto trágico seria a experiência de um paciente acamado, urinado em um lençol, ao ouvir do hospital que estão esperando a lavanderia trazer a roupa para trocar... ou um hóspede aguardando a liberação do apartamento por não ter o enxoval para finalizar o quarto. Ou, o pior, ter lençóis e não ter toalhas.

O quanto afetamos a rotina da enfermagem se no momento do banho no leito faltar enxoval para que o trabalho seja realizado.

O controle passa por várias etapas e fases. A rota suja que inicia com a saída da roupa do leito utilizado pelo paciente e termina com sua lavagem. A rota limpa que inicia na saída das calandras e das secadoras e termina com a forração da cama ou com a chegada do pacote cirúrgico à CME.

O enxoval sujo, ao contrário do que ocorre nos hotéis, não pode ser contado no momento de retirada dos leitos por determinação da Resolução da Diretoria Colegiada (RDC) da Agência Nacional de Vigilância Sanitária (Anvisa), estabelecida em janeiro de 2012. Com o advento da pandemia da COVID-19, no início de 2020, até mesmo os hotéis pararam de realizar contagens das peças – contando na fonte.

Infelizmente, em grande parte dos hospitais brasileiros, faltas de roupa são fatos comuns, por inúmeros motivos. Entre as causas mais frequentes temos as muitas peças represadas no relave da lavanderia, as entregues de forma desigual e despadronizada (deixando algumas unidades com muita roupa e outras sem nenhuma) pela rouparia central ou até mesmo por esperteza da camareira em "guardar" roupas para não faltar no seu setor etc.

Muitas vezes, como o enxoval está subdimensionado, ocorre dependência da roupa que chega ao hospital para ser utilizada de forma imediata pelo cliente. Ou seja, se o caminhão da lavanderia tiver um pneu furado, o paciente fica sem banho...(?!).

O subdimensionamento pode ser uma falha na contabilização dos pontos de uso ao não serem inseridos no volume circulante necessário do enxoval. Por exemplo, para um hospital com 100 leitos podemos propor 12 lençóis por dia (2 para *mise en place* + 5 mudas).

É bom lembrar que esse número é suficiente para atender os leitos em sua taxa média de ocupação. Porém não são suficientes se os lençóis forem utilizados para os setores de emergência, urgência, pronto atendimento, bloco cirúrgico, como coxins/apoio para pacientes acamados, UTI etc., ou ainda distribuídos para os acompanhantes, os repousos noturnos etc. Na maioria das vezes, o dimensionamento para os leitos está totalmente correto, porém esses setores não são mencionados nem previstos como utilizadores do enxoval.

Nossa sugestão é que para esses setores sejam realizados dimensionamentos específicos, além do controle de distribuição e represamento. Não é somente dimensionar, é mapear a logística do enxoval em todos os setores da instituição e suas variáveis.

Ao realizar o dimensionamento do enxoval, normalmente se faz a contagem pela quantidade de leitos existentes.

Por exemplo: para suprir 100 leitos hospitalares são necessários 200 lençóis (2 para cada 1 leito). E projetas-se um giro de até 4 vezes (Hospital + Lavanderia + Rouparia + Expurgo). Perfeitamente correto, se alguns fatores não fosse comuns aos hospitais:

- Trocas extras por ocorrências.
- Guarda excessiva nas rouparias satélites.
- Distribuição aleatória de *kits* para pacientes.
- Acopanhantes utilizando lençóis.
- Repouso utilizando lençóis de pacientes.
- Número de altas por dia.
- Número médio de transferências entre leitos.
- Número de pacientes dos prontos atendimentos com leitos.

- Liberação dos lençóis para o pronto atendimento com poltronas.
- Retenção na lavanderia por manchas.
- Tempo de ciclo elevado na rouparia suja e expurgos.

Esses são alguns dos exemplos que ocorrem cotidianamente e na maioria das vezes não fazem parte do dimensionamento do enxoval. O conflito no controle pode ser originário dessa falha de dimensionamento.

UMA TRAGÉDIA ANUNCIADA EM 7 PERGUNTAS...

Diante desses fatos algumas perguntas são feitas na tentativa de explicar ou justificar o subdimensionamento ou falhas no controle e gestão.

1. Evasão seria o nome "bonito" para roubo?

De certa forma, sim. Mas a roupa pode ser evadida por motivos não intencionais, resultado de uma gestão e de um ambiente de controle fraco. Pode ser causado por vários atores...

Por exemplo, pode ser causado por acompanhantes dos pacientes (como souvenir), pelo próprio paciente, por equipes próprias ou prestadores de serviços (diante de sistemas vulneráveis). Já vimos situações da evasão ocorrer pelo próprio corpo clínico, a roupa privativa não é retirada por falta de tempo ou mesmo para uso dessa roupa em outros serviços que não possuem roupas da mesma qualidade. E até mesmo evadidas por meio do serviço funerário (os lençóis de baixo e de cima que cobrem o corpo) e até na transferência de pacientes a outros serviços pelo transporte (ambulâncias) nas remoções.

Claro que o ideal seria não haver evasão. Mas conseguir controlar a evasão e estabelecer um indicador que não ultrapasse uns 3% seria tolerável, diante da natureza da própria operação. Entretanto, algumas operações acabam gerando valores que giram próximo de 10%. Ou seja, existe uma renovação de todo enxoval em menos de 12 meses, causando prejuízos financeiros, na assistência e no conforto do cliente.

O peso da roupa suja sempre apresentará um peso maior do que a roupa limpa. A roupa suja quando é coletada vem muitas vezes úmida ou com materiais que a deixam mais pesada. Ela pode estar molhada, com sangue ou medicamentos.

Esse fator exige do gestor uma capacidade de controle, que considere inúmeros fatores para que a roupa possa ser entendida como um patrimônio que exige da instituição gestão de sua vida útil, sistemas de controle e uma boa logística.

Cada paciente gera em torno de 7 e 10kg de roupa suja por dia. Mas esse número deve ser mensurado por unidade geradora, pois o comportamento e a natureza da operação podem aumentar ou reduzir drasticamente esse valor. O peso da roupa, o serviço contemplar acompanhantes, o uso da roupa em quimioterapia, o uso de privativo fora de áreas fechadas podem gerar variações importantes.

Percebemos que instituições com orçamentos apertados na aquisição de enxoval tendem a optar por enxovais de qualidade inferior, afetando sua vida útil, o conforto e sua qualidade. Mas não é só a qualidade que interfere diretamente no custo-benefício e na vida útil do enxoval hospitalar. A quantidade também é vital. Como outros capítulos deste livro demonstrou, a recomendação de cinco mudas por leito e considerar o número de trocas farão um giro mais suave, evitando uma depreciação acelerada das peças. O repouso das peças nas prateleiras apoia no aumento de vida útil, pois suas fibras não passam por danos físicos por serem lavadas novamente a cada 48 horas.

Por esse motivo, conhecer o processo de logística da lavanderia pode ajudar a melhorar o giro do enxoval no dia a dia. Em São Paulo, por exemplo, existem restrições de tráfego de caminhões em determinados horários, ou seja, é preciso estudar os horários em que haverá a coleta do material sujo e a qual hora ou dia esse material será devolvido. Esse processo deve ser pensado visando ao custo-benefício da operação, levando também em consideração o tempo entre uma entrega e outra, sem correr o risco de a instituição ficar sem estoque.

O departamento de compras também é parceiro fundamental. É imprescindível que o comprador entenda as necessidades da rouparia do hospital e opte por um produto que contenha características específicas para as atividades que aquela peça será utilizada. A compra deve ser realizada pelo custo de aquisição e apropriada pelas unidades de negócio. Ele faz parte do retorno do investimento e dos EBITDAs dos setores geradores de roupa suja.

Quando comprado apenas com o critério de menor gasto visando *saving* a curto prazo, raramente vale a pena. O somatório das compras no médio prazo supera o valor de uma compra bem feita. Essa é mais uma das invisibilidades de custos em hotelaria que geram sofismas na organização. Vale a pena a consulta antes de selecionar os tecidos aos padrões exigidos pela ABNT 13734/96. Isso é importante, pois em área cirúrgica preconizam-se tecidos 100% algodão. A presença de poliéster limita o uso de certos equipamentos hospitalares ou coloca-se o paciente em risco, tais como bisturi elétrico (o poliéster não descarrega a eletricidade estática), e absorve a gordura (suor, pomadas e cremes) que promovem manchas que são difíceis de remoção.

Até mesmo a escolha da camisola pela Instituição de Saúde deve seguir critérios de durabilidade, estética e privacidade. Claro que a prioridade sempre será a saúde do paciente, mas, sem desfrutar de privacidade, esse indivíduo não conseguirá se sentir confortável, podendo comprometer seu bem-estar. O uso de uma vestimenta que o faça se sentir bem ao mesmo tempo em que aumente sua autoestima é um fator fundamental para uma recuperação mais rápida. A camisola precisa atender às necessidades do paciente, sendo um item fundamental para a qualidade dos serviços oferecidos durante o período de internação.

Muller, Melissa (2019)

2. Não vou comprar um enxoval "de qualidade", pois ele será evadido mesmo...

Essa afirmação me lembra da mesma filosofia medíocre do gestor que não treina seus colaboradores, pois acredita que em algum dia serão contratados pelos concorrentes.

A roupa não é um mal necessário. A roupa abriga, aquece, garante privacidade, conforta, protege, afeta o *branding*, está junto do paciente em momentos cruciais. Do segundo em que nasce e é envolto em um campo, após o banho, quando dorme, quando come, quando morre. Ou seja, a roupa também é elemento humanizador do atendimento no hospital, afinal, ela gera conforto, segurança e bem-estar.

Saber o quanto o hospital possui de roupa em estoque é crucial e, por isso, o indicado é fazer contagens regulares. Isso é bastante complexo porque, ao mesmo tempo, há peças nas camas, em alguns armários de quartos, alguns podem estar "escondidos" para situações urgentes nos postos de enfermagem, na rouparia satélite, nos expurgos, no relave da lavanderia e mesmo em trânsito.

Uma tendência é fazer uso da tecnologia para ajudar nesse controle, como o RFID (Identificador por Radiofrequência), um sistema seguro e que possibilita o gerenciamento do enxoval com bastante precisão. "A roupa enviada à lavanderia continua indo por peso, porém, ela é identificada pelo chip que a acompanha e, mesmo com várias peças juntas, consegue-se precisar quantas toalhas, lençóis, fronhas e demais itens foram enviados à lavanderia. Quando o enxoval retorna limpo ao hospital, a equipe consegue ter o controle exato da quantidade de peças que foram devolvidas".

Os profissionais da assistência precisam estar conscientes de que o enxoval gera gastos e que muitas substâncias que usamos na rotina, causam manchas irreversíveis.

3. Dimensionei. E agora? Como melhorar a gestão do enxoval do meu hospital?

Processos:

Tenha um sistema bem definido de obrigações para que todas as áreas que dependem desse serviço possam colaborar. Crie uma matriz de responsabilidade e defina quanto cada unidade precisa de roupa por tipo a cada 24 horas.

Logística:

Defina em reuniões com as lideranças do hospital e das áreas de enfermagem, rouparia e lavanderia as estratégias para melhorar a logística de recolhimento e entrega dos enxovais sujos e limpos. Entender o que o hospital necessita e em qual medida e quais horários esse serviço é necessário farão diferença no orçamento.

Inventário regular:

Contar e registrar – pelo menos trimestralmente, quanto enxoval o hospital possui dá trabalho, mas é extremamente útil. Estabeleça uma cultura de fazer inventário e criar responsabilidades compartilhadas para que ele seja confiável e todos compreendam a forma de mensuração.

4. Como posso aumentar a vida útil do enxoval hospitalar combatendo algumas aberrações na operação?

Quando houver manchas irreversíveis, furos ou rasgos, dependendo da localização do dano na peça, pode-se (re)aproveitar parte do restante desse material. Uma toalha de banho pode, por exemplo, tornar-se um pano ou uma toalha de rosto se for bem aproveitada. Um lençol pode virar uma fronha.

Deve ser avaliado o custo dessa transformação – mas, em muitos casos, acaba sendo uma solução de reduzir novas aquisições.

Manchas de arraste podem ser evitadas educando as equipes. O contato de um tênis ou da sola de um sapato prejudica as composições do material do enxoval. Mesmo após a lavagem, ficará a marca impregnada no tecido tornando inviável usá-lo novamente. O mal uso pode ser visto de várias formas: fronhas viram sacos para armazenar gelo, toalhas de rosto viram um tapa ralo, cobertores e lençóis estancam água e assim por diante.

Lençol com nó ou fita acaba sendo prejuízo na certa. O material ao ser recolhido para lavagem não pode estar com "nós". Este hábito é a consequência da compra de enxoval em tamanho inadequado ou de encolhimento e falta de resiliência.

Os também danos podem ocorrer nas etapas de lavagem: pela carga inadequada da máquina, taxa de água, tempo equivocado de lavagem, características e agressividade do produto, temperatura e qualidade da água; centrifugação (torção e repuxo); secagem (tempo e temperatura); calandragem (repuxo e temperatura); transporte (risco por danos físicos, transferência de carros, prateleiras etc.); estocagem (gerando danos biológicos, rouparia com umidade, geração de fungos, bolor por selar a roupa úmida, ou rouparia em local úmido, transferência de ferrugem da prateleira ou carrinho mal conservado, existência de perfurocortantes no ambiente) e transportes (causando danos e avarias).

Adequar o enxoval para as características climáticas da região pode gerar economias importantes. Se o hospital fica em regiões com predominância de temperaturas altas, por exemplo, não há necessidade da compra de cobertores de 2kg. Uma manta de 1kg muitas vezes acaba sendo mais adequada ao paciente e incide diretamente na redução do peso. Essa medida também reduzirá o custo global da lavagem de roupas.

5. O enxoval mal dimensionado impacta o giro de leito?

Tive a oportunidade de orientar uma excelente pesquisa sobre este tema. Luís Clemente Goncalves, nosso aluno da turma de pós-graduação de 2019, pesquisou sobre o quanto o giro do leito pode ser afetado por falta de enxoval.

Sua conclusão traz um preocupante volume de represamento por restrições de atividades da lavanderia e rouparia em relação ao adequado giro do leito.

Ele conclui em sua pesquisa, entre vários aspectos, que:

- Um dimensionamento correto no quantitativo e qualitativo dos tecidos e no processamento desse enxoval pela lavanderia trará um melhor desempenho no giro do leito e retorno para o hospital.
- A importância do enxoval também deve ser medida, de forma intangível, pela qualidade da "estada" do cliente e usuário hospitalar e afirma que não existe qualidade positiva ao "deitar" em uma cama (leito) sem lençóis, independentemente do seu nível de exigência, classe social, plano de saúde ou bandeira.
- A exigência é inversamente proporcional à necessidade. Quanto maior a necessidade, menor será a exigência, aceitando padrões baixos, pela falta de planejamento adequado e de limitadas opções de escolha.

6. Mas ouvi falar que o RFID só tem acurácia de 98%...

Esta pergunta merece ser respondida com outra. Qual sua acurácia em um controle manual?

Definitivamente, entre todas as tecnologias existentes, o RFID mostrou-se até o momento a melhor opção de controle. A rastreabilidade viabiliza gestão do consumo, da reposição, da evasão e do dimensionamento do enxoval, além de otimizar a logística do processo.

Apesar de o investimento em antenas e sistemas estar quase sempre do lado do dono do ativo (quando a roupa é locada, o maior interessado nos controles da roupa passa a ser a lavanderia), hospitais necessitam de indicadores de gestão para maior controle do desempenho.

Um equívoco comum que pode ocorrer e deve ser bem analisado é quando se tenta achar uma equivalência entre os valores médios de evasão e o investimento no projeto RFID. O RFID fará a gestão do enxoval e não somente da evasão. Pode-se reduzir até a área em m^2 das rouparias quando se tem a roupa certa, na quantidade certa.

Os benefícios da utilização da tecnologia do RFID superam enormemente possíveis inconvenientes ou dificuldades operacionais que possam surgir na implantação.

Subdimensionamento do Enxoval

Outro ponto importante, sempre bem lembrado pelo Prof. Roberto Farias ao se analisar a implantação de RFID, é o fato de que não se deve considerar um somatório da "média" de danos do período – mas sim, deve-se considerar as perdas de forma acumulada –, pois perdas e danos são eventos únicos e não eventos que se repetem. A repetição pode servir para achar uma tendência de perda, mas o mesmo lençol não se evade várias vezes. A perda representa um valor absoluto e não relativo.

A gestão com RFID irá apoiar em identificar a retenção de roupa na lavanderia, perceber a origem do mau uso da roupa, uma possível retenção em unidades (rouparia dos andares) do hospital, auxiliar na reposição de roupa pela vida útil, avaliando as baixas técnicas.

Além de tudo, normalmente o sistema RFID acompanha um sistema de relatórios e gráficos. Tive a oportunidade de criar *dashboards* para alguns sistemas de RFID e posso garantir que isso facilita muito a tomada de decisão do gestor, saindo das análises manuais em Excel para relatórios padronizados. Em sistemas manuais, já tive a oportunidade de ver planilhas em Excel calculando a média de evasão, somando de forma automática médias de itens diferentes (com 100% diferentes para cada item), sendo somados e divididos em médias ponderadas móveis, somando os percentuais de cada item e calculando a média dos percentuais.

Por exemplo, 50% de evasão de um item (por exemplo, um item em desuso, que tinha dois itens no último inventário e agora só tem um na recente contagem) não pode distorcer o % de evasão geral – deve ser analisado de forma individual dentro de sua categoria.

7. Por que eu iria até o armário da rouparia do andar se basta ligar na Rouparia Central e reclamar?...

Muitas vezes, o próprio sistema de distribuição da rouparia pode gerar gargalos.

Por exemplo, ao sair com a totalidade da roupa (ainda que determinada na cota daquele andar), para descobrir no setor, a quantidade que deveria ser deixada e retornar com o restante das peças para a rouparia acaba aumentando a quantidade de roupas em circulação, de forma desnecessária, além de criar uma falsa percepção de falta, criando vários transtornos ao fluxo de distribuição. A roupa que está em circulação para "provavelmente" atender o setor já não faz mais parte do número de peças disponíveis na rouparia. Com isso, causa cortes na dispensação desnecessários e a sensação de falta de enxoval na rouparia e nos setores. Em hospitais em que isso ocorre, após todas as entregas e retornos das peças sobressalentes, a rouparia ainda conta com peças que poderiam ter sido mais bem direcionadas.

As rouparias satélites devem receber a quantidade de roupas necessárias conforme a quantidade de leitos que ela pretende atender, considerando as trocas (uma UTI tem trocas que giram em 3,5 vezes em um dia).

Antes da entrega das roupas, um colaborador da rouparia deve avaliar qual a quantidade de roupas falta em cada unidade e entregar a quantidade certa e não uma quantidade fixa – e nem toda a quantidade existente.

Em hospitais em que não existem rouparias satélites, mas apenas armários ou prateleiras dentro do posto, deve existir uma responsabilidade compartilhada com a assistência. Os *kits* (acompanhantes, banho no leito, entre outros) podem servir para apoiar em um dimensionamento mais efetivo. Percebemos que em hospitais em que se utilizam os *kits* existe redução no volume de roupa usada.

Para concluir, vale dizer que a boa gestão da rouparia começa pelo dimensionamento correto. Caso contrário, "apagar os fogos setoriais" acabará sendo inevitável e consumirá qualquer planejamento existente.

9 Rastreabilidade

Marcelo A. Boeger
Roberto M. Farias

INTRODUÇÃO

Historicamente, antes da era digital, a rastreabilidade de ativos era realizada por meio de registros manuais e inventários físicos onde plaquetas eram coladas nos ativos mobiliários e equipamentos. Algumas empresas mantinham livros e registros para acompanhar a movimentação e o estado dos ativos. Não era fácil, mas era a tecnologia da época.

A automação da rastreabilidade acontece com a introdução das etiquetas de códigos de barras que surgiram em 1948 por Josehp Woodland e Bernard Silver e patenteados por eles em 1949. A versão atual (barras) foi descoberta pela IBM em 1973 pelo Engenheiro George Laurer que foi aprovada como padrão da indústria em 3 de abril de 1973[126]. No Brasil, o Código Nacional de Produtos (código de barras) foi introduzido formalmente em 29 de novembro de 1984.

Esse método permitiu a captura automática de dados e facilitou e deu velocidade ao rastreamento de ativos, especialmente em setores de varejo e logística.

Embora tenha surgido na década de 1940, por experimentos de cientistas de vários países, em 1973, um empreendedor da Califórnia, Charles Walton,

---

[126] https://codigosdebarrasbrasil.com.br/a-evolucao-e-historia-do-codigo-de-barras/

patenteou o *transponder* passivo usado para abrir portas sem o uso da chave. O *transponder* fica embutido em um cartão, que passa por um leitor. Quando o leitor detecta um número de identificação válido, que está armazenado na tag RFID *(radio frequency identification)*, a porta é desbloqueada.

A partir de então, a tecnologia *RFID* começou a ser adotada para rastreamento de ativos, permitindo a captura de dados sem contato direto, aumentando a eficiência e a precisão da rastreabilidade.

Nos últimos 10 anos, o tema "rastreabilidade do enxoval" foi exageradamente mencionado nas mais diversas reuniões de gestores hospitalares, em palestras, eventos, simpósios etc., muito embora já estivesse sendo utilizada em alguns projetos de rastreabilidade.

Em 2009 (foi implementado) fizemos o primeiro modelo de roupa 100% "chipada" em que eu, Marcelo Boeger, atuei com uma equipe multidisciplinar como consultor em um hospital chamado Milton Muricy, em Curitiba-PR, junto da lavanderia que os atendiam e da gestora de hotelaria que estava à frente de sua operação.

Aquilo ocorreu depois de diversas tentativas de pouca produtividade, anos antes em hospitais de São Paulo e Rio Grande do Sul, com o uso de código de barras como uma opção inovadora para a época, mas que não se sustentava em médio prazo, já com o real desejo de melhorar seus níveis de controle.

Na implantação mencionada, lembro bem que naquela época ainda se utilizavam *chips* rígidos (bem mais caros que os atuais e com menos acurácia), pois ainda não existiam (nem no exterior) os modelos em UHF com *tag* flexível.

Ainda assim, a implantação representou enorme contribuição na construção de plataformas de controle e *dashboards* que pudessem indicar para onde o gestor deveria olhar: muito mais para dentro do hospital e em suas movimentações horizontais do que na ponta em movimentações verticais.

De lá para cá, esse mercado se consolidou e o perigo em escrever sobre tecnologia está justamente na obsolescência, pois os ciclos de inovação são cada vez mais curtos e a escalabilidade de novas tecnologias permite atingir patamares antes não imagináveis.

Estamos escrevendo uma edição ampliada e revisada desta obra, há somente dois anos de seu lançamento que rapidamente se esgotou, tanto pela qualidade de conteúdo de cada um de seus autores como pela busca do gestor hospitalar em respostas a problemas antigos e crônicos com a gestão do enxoval.

O RFID deixa de ser uma tecnologia futurista na saúde para se tornar um grande aliado em controles e qualidade. Em termos comerciais, sustenta e apoia as lavanderias hospitalares em seu modelo de locação e os gestores hospitalares em focar naquilo pelo qual o hospital existe: cuidar da saúde dos pacientes.

A rastreabilidade de bens econômicos evoluiu de processos manuais para sistemas altamente sofisticados, aproveitando as tecnologias emergentes para melhorar a precisão, a eficiência e a tomada de decisões em diversos setores. Era latente a necessidade de conhecer a localização e o montante dos estoques de bens econômicos e animais no agronegócio.

No setor industrial deu velocidade à logística e à qualidade dos serviços de entrega, com menor número de falhas, devoluções e perdas de produtos.

No setor de serviços entrou firme em algumas instituições, tais como hospitais, hotéis, lavanderias etc. Atualmente é possível rastrear equipamentos e mobiliário hospitalar, assim como medicamentos e sua aplicação.

RFID

A capacidade de rastreabilidade de itens individuais, especialmente em grande escala, é a chave para realizar muitas aplicações com importantes resultados e aumento da conformidade no ecossistema de controle, como no gerenciamento da cadeia de suprimentos em múltiplos mercados, rastreamento de ativos e garantias de circulação de materiais na quantidade certa, no horário (ou tempo) certo e com enorme acurácia.

A identificação por RFID é uma tecnologia que permite armazenar e recuperar enorme quantidade de dados através de transmissão eletromagnética utilizando dispositivos de radiofrequência (RF) e uma estrutura tecnológica estrategicamente instalada (Seol et al., 2017).

A tecnologia RFID utiliza ondas de rádio e tem capacidade de identificar milhares de itens etiquetados por segundo através de transmissão sem fio (Yazici, 2014).

A rastreabilidade é um conceito que surgiu devido à necessidade de saber em qual local o produto se encontra na cadeia logística, assim como em controle de qualidade.

Esse conceito representa a capacidade de traçar o caminho, o trajeto, o fluxo, a aplicação, o uso e a localização de uma mercadoria individual ou de um conjunto de características de mercadorias, por meio da impressão de números de identificação. Ou seja, a habilidade de se poder saber por meio de um código numérico qual a identidade de uma mercadoria e suas origens. Em termos práticos, rastreabilidade seria a capacidade em saber "o que" (o produto ou bem), "de onde" veio (a origem) e "para onde" foi (destino). Com isso em vista, a definição de rastreamento exige três dados básicos:

- O que se está rastreando?
- De onde vem o produto que se está rastreando?
- Para onde esse produto será enviado?

Cada etiqueta contém um identificador único vinculado ao item específico no sistema de gerenciamento de estoque dos itens a serem controlados. Atualmente, o RFID pode ser encontrado em muitas aplicações em vários mercados. Foram desenvolvidos para leitura de alta velocidade, onde a tecnologia de código de barras não seria bem-sucedida. Falaremos sobre essa diferença ainda dentro deste capítulo.

Mas, apesar de tantas vantagens, posso dizer com segurança que ainda hoje enfrentamos desafios grandes na implementação da rastreabilidade desde o convencimento dos gestores responsáveis pelo empreendimento quanto ao investimento a ser feito pela dificuldade em apurar o valor que representa os desperdícios de recursos que são gerados quando não se tem um controle efetivo.

Quando olhamos para itens que dialogam com ciclo de receita ou diretamente na segurança de pacientes, a resposta da implementação pode ser óbvia. Mas quando olhamos para áreas geradoras de gastos, em que muitas vezes não se tem nem ideia dos custos reais de operação e seu desperdício colateral, o convencimento das vantagens acaba sendo mais difícil, pois em muitos casos não se conhecem os custos reais ou se encontram bases equivocadas de cálculo ou ainda dados inexistentes de mensuração.

No setor de saúde, a tecnologia RFID pode ser usada para rastrear ativos e pacientes, melhorar a segurança e a qualidade do atendimento. Hoje em dia, a tecnologia RFID na Saúde pode ser aplicada à rastreabilidade de diversos itens, atua na comunicação, identificação, localização de bens, dispositivos médicos e pessoas em tempo real, prevenindo a falsificação de medicamentos, economizando tempo dos enfermeiros na localização de equipamentos ou ferramentas médicas, identificando a sub ou superutilização de equipamentos médicos, reduzindo erros médicos em exames laboratoriais, gerenciando a distribuição de sangue, melhorando a segurança de um hospital ou centro de tratamento e digitalizando informações de dispositivos implantados (Yazici, 2014; Fosso Wamba et al., 2011).

Ou seja, a utilização vai muito além de rastrear a roupa hospitalar, podendo incluir itens conforme sua necessidade, em que o uso mais comum nas melhores práticas internacionais tem sido:

- Rastreamento de pacientes – localizar pacientes em tempo real e reportar turnos, situação e tempos de espera.
- Controle perimetral de recém-nascidos (RNs) – com um *tag* na pulseira de um RN pode-se determinar seu controle perimetral de circulação em uma determinada área e disparar alarmes quando se tem a presença do *tag* fora da área de controle.
- Rastreamento de medicamentos – exibir a data de expiração do produto e gerenciar o *recall* de forma mais precisa.
- Rastreamento de equipamentos – identificar equipamentos cirúrgicos, cateteres, ferramentas e outros ativos.
- Rastreamento de materiais de sala de cirurgia – gerenciar o estoque de materiais e rastrear sua utilização. Mais recentemente, estamos observando em alguns lugares a rastreabilidade de instrumentais.
- Identificação de pacientes corretos – prevenir procedimentos com equipamentos errados.

Mas ao tratar de controle do enxoval hospitalar, existe a necessidade de um pré-requisito dos custos operacionais que nem sempre é de conhecimento dos gestores de forma clara ou realista, pela própria dificuldade de obtenção de dados da forma manual.

Quando somamos a isso a existência de organizações diferentes ao hospital atuando em conjunto, como, por exemplo, uma lavanderia terceirizada, dependemos ainda mais de uma atuação conjunta, de transparência e de boa governança entre as partes para o modelo de negócio prosperar.

RASTREABILIDADE NA LAVANDERIA

A rastreabilidade chegou aos serviços de lavanderia, principalmente, após a era da locação do enxoval. Esse novo modelo de negócio exigiu a necessidade de acompanhar o enxoval durante seu ciclo de entrada e saída da lavanderia e de entrada, saída e distribuição interna nos hospitais. Era necessário conhecer, verificar e, principalmente, mensurar se existem "perdas por evasão" e em qual momento, ou ainda se é somente retenção e mau uso desse enxoval.

A discussão anterior era de que a evasão é ocasionada pelo cliente hospitalar. Com a rastreabilidade é possível verificar que existem outros pontos de fuga do enxoval.

A rastreabilidade do enxoval hospitalar refere-se ao processo de monitoramento e gestão dos itens de enxoval, como roupas de cama, toalhas, uniformes de profissionais de saúde, entre outros, dentro de um ambiente hospitalar. Esse processo é essencial para garantir a disponibilidade e o uso correto desses itens, além de contribuir para a eficiência operacional e a segurança dos pacientes.

Implementando programas desse tipo há bastante tempo, posso afirmar com segurança que a rastreabilidade se mostra eficiente em 100% das implantações realizadas, mesmo aquelas implementadas parcialmente, em que o sistema de rastreabilidade pertencia à Instituição de Saúde, ou os casos onde o sistema pertencia à Lavanderia Hospitalar, em serviços de controle apenas do enxoval cirúrgico ou apenas de determinadas peças. Mas claro que, quanto maior o volume controlado, mais se justifica o investimento em antenas, equipamentos e se torna óbvio a diferença do patamar de gestão de dados para a correta tomada de decisão pelo gestor de hotelaria e *facilities* hospitalar.

Estou seguro de que o investimento inicial, apesar de ser variável conforme sistemas de controle e volume de roupas existentes, é recuperado a médio e longo prazo conforme os elementos de controle interno existentes e que a gama de indicadores confiáveis que o sistema proporciona facilmente fornece essa informação, sendo uma ferramenta valiosa para ser utilizada em uma gestão consciente e responsável. E esse também acaba sendo mais um desafio.

Mesmo em implantações tecnicamente bem-sucedidas, percebo ainda uma subutilização dos indicadores capazes de gerir informações obtidas pelos *softwares* de gestão pelos usuários, que muitas vezes se interessam "apenas" pela evasão em detrimento da gestão em si. E pode gerar o falso entendimento ao usuário de "primeira viagem" que, ao implantar o sistema de rastreabilidade, todos os problemas relativos à gestão de enxoval irão simplesmente desaparecer.

A utilização do RFID por si só não resolve nenhum problema. Por trás da tecnologia são necessários processos robustos e bem definidos, que permitam o controle do enxoval, a minimização da evasão, o uso racional das peças, entre outros.

A plataforma que gerencia a rastreabilidade deve fornecer aos seus utilizadores, ou seja, tanto aos operadores da cadeia de valor (neste caso, a lavanderia) quanto aos clientes finais (gestores do hospital), indicadores de retenção, de vida útil, de giro por peça, de lotes de produtos rastreados e respectivas atividades da cadeia de valor dos itens rastreados. Dessa forma, é possível captar informação em todo o ciclo do enxoval, da coleta à entrega da roupa, da aquisição ao descarte, passando ainda pela produção (ou processamento) e pela distribuição das peças entre setores e unidades, identificando muito mais que evasão, mas de fato a movimentação e vida útil do enxoval.

Existem alguns pontos importantes sobre a rastreabilidade do enxoval hospitalar, conforme apresentamos no quadro 30.

QUADRO 30 – Pontos importantes sobre a rastreabilidade do enxoval hospitalar.

Identificação e controle	Cada peça do enxoval é identificada com uma etiqueta RFID. Isso permite o rastreamento desde a lavanderia até o uso no hospital e, eventualmente, o retorno para a higienização
Gestão de estoque	A rastreabilidade ajuda a manter um controle preciso do inventário, garantindo que sempre haja itens suficientes disponíveis para uso. Isso inclui a monitorização de quantidades, estados (limpo ou sujo) e a localização dos itens dentro das instalações
Movimentação do enxoval	As ações de retiradas da roupa para costura e reformas ou a construção de novas peças feitas com enxoval danificado (exemplo: lençol que foi reconstruído como fronhas etc.) passam a ser controladas e são importantes para a prevenção de faltas e falhas de atendimento e medições de taxas de evasões fictícias
Higienização e segurança	A gestão adequada do enxoval hospitalar é importante para a prevenção de infecções hospitalares. O sistema de rastreabilidade pode garantir que os itens sejam lavados e desinfetados de acordo com os protocolos de saúde e que peças limpas não sejam misturadas com itens sujos
Eficiência operacional	A rastreabilidade permite melhor gestão do ciclo de vida dos itens, identificando quando é necessário substituir ou reparar peças. Isso pode reduzir desperdícios e custos associados a perdas ou danos de enxoval
Conformidade e auditoria	Sistemas de rastreabilidade também auxiliam na conformidade com regulamentações e normas de qualidade. Eles fornecem registros detalhados de cada peça, o que é útil para auditorias e controle de qualidade
Tecnologia e implementação	A implementação de um sistema de rastreabilidade pode envolver o uso de tecnologias como RFID, códigos de barras e sistemas de *software* especializados. Esses sistemas ajudam a automatizar o rastreamento e a gerar relatórios detalhados sobre o uso e o estado do enxoval

A rastreabilidade do enxoval hospitalar é um aspecto importante da gestão hospitalar moderna, proporcionando benefícios significativos em termos de controle de qualidade, eficiência e segurança.

A rastreabilidade por meio do RFID diminui o manuseio do enxoval hospitalar e possíveis erros ou falta de contagem durante o inventário por dispensar a necessidade de visibilidade da peça, ou seja, pode estar em armários fechados, dentro de *hamperes* que serão, ainda assim, rastreados. Entre os benefícios do sistema com RFID existe a possibilidade de se ter relatórios com informações adicionais como: tempo de vida útil das peças, entrada e saída do enxoval para as áreas, controle de relaves, extravios, estoque e controle de inventário e o dimensionamento adequado com uma gestão controlada para a redução de desperdícios.

Outra vantagem de trabalhar com essa tecnologia é a facilidade de inventariar o enxoval. Com uma pistola portátil a tarefa é bem mais ágil e muito mais precisa do que a forma tradicional, na contagem manual, raramente assertiva.

Pode, além disso, ainda determinar, por exemplo, a quantidade de enxoval necessária em prateleira de uma rouparia satélite e reduzir a quantidade de roupa em circulação. O bom gerenciamento atua na necessidade de percepção, especialmente da assistência, em ver a prateleira cheia de roupas, mesmo quando isso não é necessário, mas exatamente a roupa em uso que se necessita até a próxima distribuição e sua utilização final, reutilização ou baixa técnica por desgaste, furos, rasgos e obsolescência.

Com o uso do RFID a rouparia se torna proativa e não reativa. Dessa forma, a rouparia deve prover roupas às rouparias satélites conforme a quantidade predefinida, considerando a quantidade de leitos que atende, o volume de ocupação e o giro de roupas (número de trocas daquele setor), conseguindo, dessa forma, otimizar o processo. Ou seja, otimizar o uso do enxoval significa permitir que a peça esteja sempre em circulação evitando, sobre estoques, peças "escondidas" pela assistência por falta de segurança no giro e a quantidade certa de roupas em circulação.

Caso contrário, teremos todos os setores usuários de roupas do hospital demandando diariamente quantidades desestruturadas de enxoval, sem considerar sua real necessidade. Mesmo em uma situação de locação de roupa, pode-se ter a sensação de desabastecimento pelo fato de a roupa não estar sendo

Rastreabilidade

distribuída com critérios claros de quantidade e em horários pré-agendados. A sensação de falta de peças sentidas pela enfermagem ocorre, muitas vezes, por má distribuição dos horários, onde não se observa a real necessidade do setor que usufrui do enxoval.

Rastrear o enxoval hospitalar é uma maneira de contribuir para a eficiência operacional, a qualidade do atendimento e a sustentabilidade financeira do hospital. Os principais motivos para implementar um sistema de rastreamento do enxoval estão baseados no Apoio a Análise e Planejamento; Otimização de Recursos; Melhoria da Qualidade do Atendimento; Prevenção de Evasão e Desvios; Facilitação da Manutenção e Reparo; Melhoria na Gestão de Inventário; Segurança e Conformidade; Aprimoramento da Experiência do Paciente.

Além dos casos expostos até agora, tenho visto com certa frequência muitas instituições se beneficiando da rastreabilidade de uniformes privativos, assistenciais e/ou de apoio (colaboradores), nesse caso a rastreabilidade é ainda mais granular, fazendo com que o uniforme seja temporariamente associado ao colaborador que está o usando no momento. Essa prática tem viabilizado instituições a não somente reduzir desperdício, mas também monitorar e controlar o uso dos uniformes pela equipe. Outro ponto importante dessa prática é a geração de evidência da disponibilização correta de uniformes e privativos pelas instituições.

A prática de inserir o colaborador como ator nesse processo de rastreabilidade se dá no momento da entrega dos uniformes, que pode ser por meio de um atendente ou até mesmo de distribuidores automáticos de privativos.

A rastreabilidade pode permitir que evidências sejam apresentadas na redução do uso do enxoval hospitalar nas internações hospitalares.

A disseminação de que há um controle de distribuição já contribui culturalmente para que os setores também se concentrem no controle do enxoval. O rastreamento permite avaliar qual o valor percentual do orçamento de um enxoval em relação ao faturamento hospitalar e sua representatividade por cada setor.

O valor percentual do orçamento destinado ao enxoval em relação ao faturamento hospitalar pode variar amplamente, dependendo do tipo e tamanho do hospital, da sua localização e da complexidade dos serviços que oferece. No entanto, algumas estimativas e práticas gerais podem ajudar a entender essa relação.

MODELOS DE NEGÓCIOS E RASTREABILIDADE

Em qualquer um dos modelos que iremos discorrer a seguir, a maior vantagem na rastreabilidade do enxoval para os gestores é a leitura na distribuição das peças saindo da rouparia para os setores, pois consegue-se identificar mau uso da roupa, podendo, dessa forma, direcionar os custos entre as áreas responsáveis pelas perdas, ou seja, têm-se uma base de rateio das despesas nas unidades de forma mais fidedigna.

No modelo sem *chip* essa tarefa se torna impossível e todos se responsabilizam por erros de uma parte. Com o monitoramento correto permite-se fazer a alteração dos parâmetros de consumos necessários para que o estoque circule e não fique parado na instituição, potencializando mau uso, evasões e investimentos parados. Tanto a lavanderia como o hospital devem conhecer o movimento de todo o enxoval, necessidades por setor e política dos seus gestores, pontos críticos do circuito e dificuldades a solucionar. Devem, no trabalho em conjunto, desenvolver o programa que se ajusta àquela instituição.

Locação de enxoval com RFID

Quando a instituição de saúde tem sua lavanderia terceirizada com enxoval locado, bem como todo o equipamento de rastreabilidade (antenas, leitoras, computadores e *chip*), o valor pago pelo processamento da roupa já está incluído na locação e o enxoval é gerenciado pela lavanderia, que é a proprietária do ativo em locação. Baixas de peças de roupa por manchas ou mau uso são situações que devem ser contratualizadas entre as partes, assim como o percentual de participação das partes na evasão.

No caso de modelos com atuação em *pool*, o contratante deve entender que à medida que o cliente vai utilizando as peças e envia para lavar não receberá as mesmas peças no retorno. Mas no mesmo tipo e tamanho e com a qualidade adequada para uso. Isso não significa absolutamente menos controle, mas aquilo que importa nesse caso é a quantidade de peças colocadas em circulação dedicadas àqueles serviços.

Processamento do enxoval próprio por lavanderia terceirizada e RFID do hospital

Nesse caso, o sistema de rastreabilidade pertence ao hospital, que o utiliza para gerir os fluxos internos, distribuições internas e também gerir os fluxos externos como lavanderias, esterilização e reparos quando terceirizado. Essa prática tem viabilizado hospitais a atuarem com mais de uma lavanderia, o que seria extremamente desafiador sem RFID.

Entre as principais motivações que tenho encontrado para hospitais optarem por esse modelo é a utilização do RFID para o controle dos prestadores de serviço, bem como a garantia da continuidade dos serviços de rastreabilidade mesmo quando existe a troca de prestador de serviço de lavanderia. A garantia de continuidade para aqueles que atuam na saúde deve ser considerada um dos mais importantes ativos, pois afeta qualidade, disponibilidade e segurança para o paciente.

Processamento do enxoval próprio por lavanderia interna

Nessa situação, a roupa circula apenas dentro do prédio. Mesmo quando a lavanderia é própria mas fica em prédio externo, por atuar com um enxoval dedicado, o uso do RFID serve para o controle dos movimentos internos e, mesmo com distâncias percorridas menores e controles centralizados, existe a mesma necessidade de controle sobre a movimentação das roupas pelas unidades, sua utilização correta e o mesmo sistema de controles por parte dos gestores. No geral, podemos afirmar que um sistema de controle de enxoval por RFID pode permitir:

- Diminuir a evasão de roupa evadida na lavanderia.
- Criar uma relação de transparência e confiança entre o fornecedor (lavanderia) e o cliente (hospital).
- Diminuir a evasão de roupa dentro do hospital.
- Mudar o padrão de comportamento dos usuários ao saberem que existem controles do enxoval.
- Facilitar o inventário (precisão e agilidade).
- Auxílio na escolha do fornecedor de roupa.
- Identificar mau uso da roupa.
- Evitar desabastecimento.
- Identificar retenção em lavanderia.
- Identificar retenção em unidades (rouparia dos andares) do hospital.
- Auxiliar pela reposição de roupa pela vida útil.
- Identificar paciente com enxoval no momento da evasão ao deixar o hospital.
- Identificar relave de roupa por tipo de peça ou mancha.

Inventário com RFID

Acredito que somente quem já realizou um inventário de enxoval hospitalar tem noção da complexidade, do tempo despendido e da necessidade de critérios e métodos para se conseguir ter alguma segurança nos números apurados.

Com frequência realizado trimestralmente, a segurança dos dados e a acurácia nos números geram insegurança e podem levar a medidas e decisões equivocadas.

O objetivo de um inventário seria uma análise de itens evadidos para que se possa identificar os departamentos onde ocorreu a evasão. Em um sistema com RFID, pode-se ter como parâmetro que a peça que não circulou por mais de 30 dias é considerada evadida.

Esses parâmetros devem estabelecer critérios adotados conforme entendimento entre as partes envolvidas para que se busquem ações imediatas de contingência.

O processo de inventário é baseado sempre na última informação disponível da peça, ou seja, cada vez que a peça é movimentada ou simplesmente atualizada, seus dados são atualizados com a data da respectiva visualização e/ou movimentação. Caso o hospital não possua antenas internas, pode-se disponibilizar uma antena portátil para viabilizar a busca ativa com o cliente das peças faltantes.

Quando ocorre de a peça evadida reaparecer, ela entra novamente nos itens em circulação.

Caso não tenha retornado à circulação, mediante critério entre as partes, a peça pode ser considerada definitivamente evadida.

Devemos lembrar que a roupa evadida afetará sua quantidade em circulação e a falta de agilidade no processo de identificação desses dados pode afetar a qualidade dos serviços prestados diretamente ao cliente pelo hospital. Em situações fora de controle, não é incomum ver a enfermagem alterando a rotina de banho de pacientes por falta de lençóis, corpo clínico não tendo roupa privativa no tamanho certo do usuário para vestir ou cirurgias sendo desmarcadas por falta de campo.

Controle de barreira por número de lavagens – CME

Com quantas lavagens ocorre impacto físico que possa afetar a gramatura das barreiras em Campos Cirúrgicos Hospitalares a ponto de colocar o paciente em risco?

Rastreabilidade

Esse é um dado que não encontramos fundamentado em legislação atualmente. Há diversos debates em se buscar parâmetros para que se tenha um dado coerente e não um número arbitrado. Nossa intenção está em buscar apoio da ABNT para que se tenha uma resposta baseada em norma técnica e não empírica. De qualquer forma, independentemente do número, a mensuração pelo RFID conseguirá responder a este e a outros temas que representam pontos que dialogam com a segurança do paciente também.

Conforme já discorrido em capítulo próprio deste livro sobre o controle efetivo dos campos cirúrgicos e as normas que embasam tais decisões, por quebra de barreira, o fato é que os controles manuais, para saber quantas vezes uma peça foi processada, passam por marcação no próprio tecido e a contagem da equipe de CME para um controle manual é pouco eficiente e sabe-se que nem sempre reflete a realidade.

Pudemos verificar esse fato em muitas empresas que adotam inspeções visuais e critérios subjetivos (como o desbotamento da peça avaliada – que é empírico, pois a qualidade do corante pode gerar desbotamentos rápidos e esse critério é bastante genérico). Com o RFID pode-se oferecer a segurança de quantas vezes a peça foi processada e não depender de uma análise visual que muitas vezes coloca roupas ainda boas para uso fora de circulação ou expõe o paciente em risco por utilização de campos com barreira inferior à medida de segurança estabelecida pela área de controle de infecção hospitalar.

Hoje, vemos instituições que determinam empiricamente 45 a 70 lavagens sem um critério que leve em consideração o tecido e os produtos utilizados no processamento (alguns tipos de tecidos não suportam produtos ácidos, clorados, temperatura elevada etc.).

Para um controle efetivo, uma vez com o número limite definido, o hospital poderia saber quantas vezes a roupa foi processada e então determinar qual o limite considerando as diferenças entre peças, por exemplo, se estamos processando um campo de uma gramatura de $270g/m^2$ ou de gramatura inferior, de qual largura ou de qual fabricante, por exemplo.

A roupa também pode ser afetada no CME, assim como na lavanderia. Além disso, o próprio dano precoce ao tecido em centro cirúrgico pode afetar sobremaneira sua vida útil por existência de furos e rasgos.

A rastreabilidade permite que os resultados de uso dos campos cirúrgicos, que antes eram citados unicamente pelo tempo da estimativa da quantidade de lavagens realizadas, possam ser técnicos, destacando-se a qualidade das informações no momento necessário para agir, planejar e tomar decisões mais assertivas e sustentáveis.

Embora com diversos dados e o tempo da tecnologia ainda surgem questionamentos que somente mediante a rastreabilidade com RFID obteremos respostas claras e objetivas.

PERGUNTAS FREQUENTES

Depois de muitos anos implementando projetos nesta área e respondendo sempre às mesmas perguntas, vejo aqui uma oportunidade de relacionar as principais que são comuns, especialmente para aqueles não tão familiarizados com as rotinas hospitalares existentes:

1. **Qual o custo do enxoval em uma internação ou em uma realização cirúrgica?**

O custo do enxoval em uma internação hospitalar pode variar significativamente, dependendo de diversos fatores, incluindo o nível de hotelaria, o tipo e a gravidade da internação, o nível de cuidados necessários, e a política do hospital em relação ao uso de enxovais, materiais e equipamentos.

2. **O sistema RFID pode ajudar os hospitais a cumprir os padrões de higiene e desinfecção?**

Sim, a RFID pode ajudar os hospitais a manter os padrões de higiene, garantindo que apenas lençóis devidamente limpos e desinfetados sejam usados nos pacientes. As etiquetas RFID podem armazenar informações sobre o último ciclo de limpeza, permitindo que seja verificada rápida e facilmente a limpeza de cada peça de roupa antes do uso.

3. **Como o RFID melhora a precisão do inventário?**

Conforme já explorado anteriormente, o RFID fornece rastreamento preciso e automatizado dos enxovais hoteleiro e cirúrgicos durante todo seu ciclo de vida. Os hospitais podem monitorar facilmente os níveis de estoque, identificar itens perdidos e rastrear os padrões de uso das diferentes peças. Isso garante que os hospitais tenham sempre a quantidade certa de roupa para leito existente e disponível quando necessário.

4. Posso usar o código de barras em vez do RFID?

Não faz mais sentido hoje em dia. No início das implantações, há mais de 15 anos, as antenas, a plataforma e os próprios *tags* eram caros e ainda com uma tecnologia rudimentar e muitos hospitais testaram os códigos de barra. Atualmente com a quantidade de uso em todo mundo, como qualquer outra tecnologia, isso mudou. O escalonamento fez os custos caírem e tornarem economicamente viáveis. O código de barras ainda enfrenta um enorme problema. A roupa precisa ser manuseada para verificar onde está localizado o código de barras para realizar a leitura e sabemos que a RDC 06/2012 proíbe, por motivos óbvios, a manipulação de roupa suja fora da área crítica da lavanderia. E mesmo que fosse possível, o tempo despendido para essa operação seria tanto que inviabilizaria a atividade. E ainda necessita de um profissional dedicado para realizar o processo. Além disso, a frequência e a pressão tornam os processos agressivos e repetidos e podem ocasionar desgastes na impressão da etiqueta, ficando assim impossibilitada sua leitura, e consequentemente ocorre a perda de toda informação até então armazenada.

5. Como o RFID contribui para a redução de custos dos hospitais?

O RFID agiliza os processos de gerenciamento de enxoval, reduz o trabalho manual, minimiza perdas e roubos e evita compras desnecessárias devido a dados de inventário imprecisos. Ao otimizar o uso das peças e das operações de lavanderia, os hospitais podem obter economias de custos significativas ao longo do tempo. Só para ter uma ideia de vantagens indiretas, quando implementamos um novo hospital, podemos projetar o tamanho das rouparias satélites menores que quando comparado com uma situação manual e analógica. Em média podemos afirmar que a redução de custos com o uso pode chegar a mais de 20% em determinadas situações, mas sempre supera seu investimento, com maior ou menor prazo de amortização. Devemos lembrar que o modelo de negócio pode estar sustentado em OPEX ou CAPEX, conforme cada contexto e viabilidade operacionais encontrados em cada Instituição.

6. Quais são os maiores desafios associados à implementação de RFID para a gestão de roupas em hospitais?

Alguns desafios incluem o investimento inicial em infraestrutura RFID, como etiquetas, leitores e sistemas de *software*. Além disso, garantir a compatibilidade com os sistemas e fluxos de trabalho hospitalares existentes, bem como a formação do pessoal, são considerações importantes. No entanto, os benefícios em longo prazo, quando temos volume de roupa envolvido, superam esses desafios iniciais, gerando *payback* ao dono ativo (enxoval) que pode ser a lavanderia, em situação de roupa locada, ou o hospital, em modelo de enxoval próprio. Além do evidente *payback* ao dono do ativo (enxoval), os processos automatizados na gestão do enxoval internamente no hospital geram resultados ainda maiores, podendo chegar em até 20%, considerando as reduções por consumo consciente, diminuição de evasão, melhor planejamento de compras e evitando lavar roupas limpas por processos com arrastes e inércias.

7. Posso colocar aqueles alarmes sonoros na saída do hospital que identificam o cliente infrator?

Essa pergunta é clássica. Pessoal e normalmente não recomendo esse processo, embora seja totalmente possível do ponto de vista tecnológico. Entendo ser melhor atuar na prevenção que na correção do problema.

De qualquer forma, conheço hospitais que utilizam e recuperaram diversas peças com essa prática. Mas existe, claro, um constrangimento inevitável com o cliente que teremos que solicitar para abrir a bagagem. De qualquer forma, dos hospitais que conheço que têm essa prática, em 100% dos casos que teve abordagem, em todos havia peças extraviadas.

Em algumas culturas essa prática pode ser mais comum. Em feiras internacionais do mercado têxtil fora do País, já tive contato até com antenas em barreiras de contenção colocadas na porta de saída do edifício, pois fica em uma distância mais próxima de sacolas e bagagens que carregam o objeto evadido.

Pode ter mais relação com o relacionamento com o cliente e a marca (*branding*) e forma de abordagem com ele do que com o controle em si.

Percebo que quando o transgressor é o cliente (paciente ou acompanhante), com esse procedimento a peça acaba sendo recuperada. Mas quando o transgressor é um cuidador, prestador ou colaborador, muitas vezes o *chip* é retirado da peça. Em muitos lugares temos encontrado *chips* nas lixeiras e jogados no piso em vestiários. Controlar a disponibilidade e o movimento das peças pode ser uma alternativa que traga bons resultados.

8. Como evitar constrangimento aos clientes com barreiras sinalizadoras?

É um risco elevado. Algumas estratégias para implementar barreiras sinalizadoras de maneira discreta e eficaz passam pelos *designs* discreto e estético e que estejam integrados ao ambiente (arquitetura). Podem-se ainda utilizar sinalizações que sejam claras, mas discretas. Evitar sinais grandes e chamativos que possam causar desconforto ou constrangimento. Manter empatia e respeito. Instruir a equipe para interagir com pacientes e visitantes com empatia, evitando qualquer comportamento que possa causar desconforto ou constrangimento.

Manter privacidade e respeito nos **Procedimentos de Verificação**: realizar verificações de forma discreta e respeitosa, garantindo que não sejam invasivas ou constrangedoras. Assegurar que todas as medidas adotadas respeitem a privacidade dos pacientes e visitantes e que qualquer monitoramento seja feito de maneira a proteger a confidencialidade. Ao adotar essas práticas, os hospitais podem implementar sistemas de rastreamento que previnem a perda de enxoval sem causar desconforto ou constrangimento aos clientes, mantendo um ambiente de cuidado e respeito.

9. Quais os riscos jurídicos da instalação de barreiras para evitar a evasão do enxoval hospitalar?

A instalação de barreiras para evitar a evasão do enxoval hospitalar pode apresentar vários riscos jurídicos que devem ser cuidadosamente considerados e gerenciados. Aqui estão alguns dos principais riscos e considerações jurídicas associados:

- As leis de proteção de dados, como a GDPR na União Europeia ou a LGPD no Brasil, impõem restrições rigorosas sobre como os dados pessoais devem ser coletados, armazenados e utilizados. Sistemas de rastreamento precisam estar em conformidade com essas leis para evitar penalidades.
- É necessário obter o consentimento dos pacientes e visitantes para a coleta e processamento de seus dados, especialmente se o sistema de rastreamento envolve a identificação pessoal ou a coleta de dados sensíveis.
- O uso de câmeras de segurança e outras formas de monitoramento devem respeitar os direitos de privacidade dos indivíduos.
- É necessário assegurar que qualquer monitoramento ou coleta de dados estejam em conformidade com as regulamentações locais e nacionais, evitando invasões de privacidade e respeitando os direitos dos indivíduos.
- As barreiras e sistemas de rastreamento devem ser projetados e implementados de maneira a não causar constrangimento ou desconforto aos pacientes e aos visitantes. O tratamento inadequado pode levar a reclamações de consumidores e ações legais por danos morais.

- Se os sistemas de rastreamento falharem ou causarem danos, como o bloqueio indevido da saída de itens ou de pessoas, o hospital pode ser responsabilizado por quaisquer prejuízos resultantes. A manutenção adequada é essencial para minimizar esses riscos. Em caso de constrangimentos ou inconvenientes aos pacientes, pode haver riscos de ações judiciais por responsabilidade civil.
- As medidas de segurança, como barreiras físicas ou portais de detecção, devem ser proporcionais e necessárias para atingir os objetivos de segurança sem exceder o necessário ou criar obstáculos desproporcionais para pacientes e visitantes.
- Para mitigar esses riscos, é aconselhável consultar assessoria jurídica especializada ao planejar e implementar barreiras. A conformidade com as leis e regulamentos aplicáveis e a adoção de práticas respeitosas e transparentes são fundamentais para evitar complicações jurídicas.

10. **Quais os riscos jurídicos para funcionários do hospital com relação às barreiras de combate à evasão?**
    - A instalação de barreiras para combater a evasão de enxoval hospitalar pode também gerar riscos jurídicos para os funcionários do hospital, principalmente relacionados ao cumprimento das leis e regulamentos.
    - Funcionários envolvidos na operação de sistemas de rastreamento devem assegurar que a coleta e o processamento de dados pessoais estejam em conformidade com as leis de proteção de dados. A coleta inadequada ou o uso não autorizado de informações pessoais pode resultar em sanções para os funcionários e para o hospital.
    - A instalação e a operação de câmeras de segurança devem ser realizadas com respeito às leis de privacidade. Funcionários devem garantir que o monitoramento não infrinja os direitos de privacidade dos pacientes e visitantes, e que a finalidade do monitoramento seja claramente comunicada.
    - As barreiras e os sistemas de rastreamento não devem infringir os direitos dos funcionários, como a dignidade e a privacidade no ambiente de trabalho. Medidas que resultem em constrangimento ou tratamento inadequado podem levar a reclamações ou ações judiciais por parte dos funcionários.
    - Funcionários que abordam pacientes e visitantes em relação ao enxoval devem fazê-lo de maneira respeitosa e profissional. Qualquer comporta-

mento inadequado ou constrangedor pode resultar em reclamações e ações legais contra o hospital e os funcionários envolvidos.
- Funcionários responsáveis pelo manuseio de sistemas de rastreamento devem garantir que erros operacionais não causem problemas como retenção indevida de itens ou interrupções nos processos de saída.
- Se um sistema de rastreamento causar danos aos pacientes ou aos visitantes, por exemplo, por meio de falhas tecnológicas ou falsos alarmes, os funcionários podem ser responsabilizados se não cumprirem os procedimentos corretamente ou não atenderem às normas de operação.
- Funcionários podem ser chamados a depor ou fornecer informações em litígios relacionados ao sistema de rastreamento, e a maneira como lidam com essas situações pode afetar a responsabilidade jurídica.

Para mitigar esses riscos, os hospitais devem:

- Consultar advogados especializados para garantir que todas as medidas e sistemas de rastreamento estejam em conformidade com a legislação.
- Fornecer treinamento regular e abrangente para funcionários sobre o uso dos sistemas de rastreamento e as implicações legais.
- Estabelecer políticas e procedimentos claros sobre a operação dos sistemas de rastreamento, incluindo diretrizes para a privacidade e tratamento respeitoso de pacientes e visitantes.
- Implementar processos de revisão e auditoria para garantir que os sistemas estejam operando de acordo com as normas e que quaisquer problemas sejam identificados e resolvidos rapidamente.
- Ao adotar essas práticas, os hospitais podem reduzir os riscos jurídicos associados às barreiras de combate à evasão e garantir que os funcionários atuem dentro dos parâmetros legais e éticos.
- Certifique-se de que o sistema esteja em conformidade com todas as regulamentações locais e nacionais relacionadas à proteção de dados e privacidade. Implemente medidas de segurança para proteger os dados de rastreamento e crie planos de *backup* para garantir a recuperação em caso de falhas.

Seguir esses passos ajudará a garantir uma implementação bem-sucedida da estrutura de *software* e *hardware* para a gestão de rastreabilidade do enxoval hospitalar, melhorando a eficiência e a precisão na gestão de recursos.

11. Com a rastreabilidade, como posso saber qual a melhor taxa de evasão?

A melhor taxa de evasão é sempre próximo a zero. Chegar a esse nível vai depender do modelo de gestão empregado e das ações sobre os fatos apurados com a rastreabilidade. A evasão, normalmente, dita como média de 3% pode representar o menor custo da gestão do enxoval se esse valor tiver sendo incluído no custo da utilização do enxoval. É importante lembrar que o valor de 3% representa 36% de perdas ao ano.

12. Como a rastreabilidade pode contribuir na vida útil dos itens?

Ao rastrear o uso do enxoval, os gestores podem identificar padrões de desgaste. Por exemplo, alguns itens podem mostrar sinais de desgaste mais rapidamente do que outros, possivelmente devido a métodos de lavagem inadequados ou mau uso em determinadas áreas. Com essas informações, é possível ajustar os procedimentos de manejo e manutenção para prolongar a vida útil dos itens. A vida útil deve ser monitorada com base no valor previsto de depreciação por cada utilização no leito ou no procedimento.

13. Como identificar o descarte prematuro?

Ao identificar quando os itens ainda estão em condições utilizáveis (previsão da vida útil) e quando realmente necessitam de substituição, a rastreabilidade ajuda a evitar o descarte prematuro. Isso contribui para a sustentabilidade e para a redução de custos com a aquisição de novos materiais. Em resumo, a rastreabilidade oferece uma visão abrangente e detalhada de como os itens de enxoval são utilizados e mantidos, permitindo ajustes e melhorias contínuas que prolongam a vida útil dos materiais.

14. Quais as desvantagens do rastreamento do enxoval hospitalar?

As desvantagens são consideradas quando o conjunto estrutural (equipamentos e *softwares*) implantado não consegue atender a lógica das rotas do enxoval, tanto a rota suja como a rota limpa.

15. O emprego de armários dispensadores e coletadores de roupas são eficientes no controle de rastreabilidade do enxoval hospitalar?

O emprego de armários dispensadores e coletadores de roupas pode ser muito eficiente no controle de rastreabilidade do enxoval hospitalar. Esses sistemas ajudam a melhorar a gestão e o rastreamento dos itens de enxoval por meio de várias funcionalidades e benefícios, tais como controle de distribuição em tempo real e de acesso dos responsáveis pela rouparia.

O dispensador pode identificar o usuário pelo crachá ou biometria e fornecer o tamanho exato de cada usuário e controlar sua devolução, estabelecendo parâmetros específicos como qual a quantidade que cada profissional pode retirar antes da respectiva devolução.

16. Qualquer empresa que atue com rastreabilidade consegue gerenciar os ativos existentes no enxoval hospitalar?

Devemos considerar que o RFID usado em enxoval hospitalar é projetado para resistir a processos de lavagem industrial, incluindo altas temperaturas e produtos químicos agressivos. Por esse motivo não é qualquer sistema de rastreabilidade que funcionará quando falamos de roupa hospitalar, pois enfrentará túneis de lavagem, extratoras, secadoras, calandras, além de que, para algumas peças, teremos processamento pelos equipamentos de CME.

Além disso, o enxoval tem características próprias de sair fisicamente da instituição, ser processado e parte dele retornar 24 horas depois em um ciclo que deve ser gerenciado em mais de um prédio e, para tanto, existem parâmetros que devem ser considerados e que aumentam a dificuldade para a empresa que não tem conhecimento técnico desse setor ao compararmos os atributos de controle de um sistema linear para um sistema circular.

BIBLIOGRAFIA

Adanur S. Medical textiles. In: Adanur S. Wellington Sears Handbook of Industrial Textiles. Lancaster: Technomic Publishing Company; 1995. p. 329-55.

Agência Brasileira de Desenvolvimento Industrial – ABDI. Estudo para o Fomento do Uso de Etiquetas Inteligentes nos Setores de Comércio e Serviços Logísticos. Vol. 2, 2015.

Anand SC. Medical textiles and biomaterials for healthcare. Cambridge: Woodhead Publishing Limited; 2010. 508p.

Andrade Filho MP, Oliveira EJV. Monitoramento e Rastreabilidade de Enxoval Hospitalar: O Uso de RFID no Combate da Evasão. XXIV Congresso Brasileiro de Engenharia Biomédica, 2014.

Ansoff HI. A nova estratégia empresarial. São Paulo: Atlas; 1991.

Anvisa. Processamento de roupas em serviços de saúde: prevenção e controle de riscos. Brasília: Anvisa; 2009. 10p.

Anvisa. Resolução – RDC nº 207, de 17 de novembro de 2006. Trata do registro de produtos médicos.

Anvisa. Resolução RDC/Anvisa nº 50, de 21/fev/2002.

Arnold L. A sanitary study of commercial laundry practices. Am J Public Health. 1938;28(7):839-44.

Arsego J, et al. Riscos ocupacionais na área contaminada de uma lavanderia hospitalar: XXVIII Encontro nacional de engenharia de produção. 13 a 16 de out. 2008. Rio de Janeiro.

ABNT. NBR 13734: Produtos têxteis para saúde – Características de lençóis, fronha e pijama hospitalar. Rio de Janeiro: ABNT; 2016.

ABNT. NBR 14027: Roupa hospitalar – Confecção de campo simples. Rio de Janeiro: ABNT; 1997.

ABNT. NBR 14028: Roupa hospitalar – Confecção de campo duplo. Rio de Janeiro: ABNT; 1997.

ABNT. NBR 16064: Produtos têxteis para saúde – Campos cirúrgicos, aventais e roupas para sala limpa, utilizados por pacientes e profissionais de saúde e para equipamento – Requisitos e métodos de ensaio. Rio de Janeiro: ABNT; 2016.

ABNT. NBR 10.719: Apresentação de relatórios técnico-científicos. Rio de Janeiro: 1989.

Bacelli GK, Abdala JM de A, Braz LA, Carmo NJ do, Lima CJ de, Khouri S, Zângaro RA (2005). Avaliação Quantitativa Microbiológica dos Processos de Lavagem de Roupas

Bibliografia

Hospitalares. IX Encontro Latino Americano de Iniciação Científica e V Encontro Latino Americano de Pós-Graduação – Universidade do Vale do Paraíba, São Paulo, 2011. http://www.inicepg.univap.br/cd/INIC_2005/inic/IC3%20anais/IC3-26.pdf.

Balm MND, Jureen R, Teo C, Yeoh AEJ, Lin RTP, Dancer SJ, Fisher DA. Hot and steamy: outbreak of Bacillus Cereus in Singapore associatede whhit constrution work an laundry practices. J Hosp Infect. 2012;81(4):224-30.

Barbosa DH, Careta CB, Musetti MA. Sistemas de Identificação por Radiofrequência: Uma Proposta para Logística Hospitalar. XXX Encontro Nacional de Engenharia de Produção. 2010.

Barrie D, Hoffman PN, Wilson JA, Kramer JM. Contamination of hospital linen by Bacillus cereus. Epidemiol Infect. 1994;113:297-306.

Barrie D. How Hospital Line and Laundry are Provided. J Hosp infect. [S.l.] 1994;27: 219-35. Retrieved from http://search.proquest.com/docview/16730887?accountid=34749.

Bartolomeu TA. Identificação e avaliação dos principais fatores que determinam a qualidade de uma lavanderia hospitalar. Florianópolis: UFSC. Dissertação (Mestrado em Engenharia de Produção) – Universidade Federal de Santa Catarina, Florianópolis; 1998.

Bellen HM van. Indicadores de sustentabilidade: uma análise comparativa. Rio de Janeiro: FGV Editora; 2005. 256p.

Blasser MJ, Smith PF, Cody HJ, Wang WL, Laforce FM. Killing of fabric-associated bactéria in hospital laundry by low-temperature washing. J Infect Dis. 1984;49:48-57.

Boeger MA. Hotelaria Hospitalar. Manuais de Especializações Einstein – Coordenador Marcelo Boeger, Editoras Renata Dejtiar Waksman e Olga Guilhermina Dias Farah – Barueri-SP: Manole; 2001.

Boeger MA. Hotelaria Hospitalar: Gestão em Hospitalidade e Humanização. 2ª ed. Ed. Senac; 2009.

Boeger MA. Hotelaria Hospitalar: Gestão em Hospitalidade e Humanização. Ed. Senac; 2005.

Boeger MA. Gestão em Hotelaria Hospitalar. 2ª ed. São Paulo: Atlas; 2005. 97p.

Boeger MA, Rosso L, Paes MJ. Liderança em 5 atos. São Paulo: Yendis; 2019.

Borba VR, Oliva FA. Balanced scorecard: ferramenta gerencial para organizações hospitalares. São Paulo: Iátria; 2004.

Borg MA, Portelli A. Hospital laundry workers--an at-risk group for hepatitis A? Occup Med (Lond). 1999;49:448-450.

Bragato FE, et al. Irmandade da Santa Casa de Misericórdia de Lins. In: (org.). Administração Hospitalar: Implementando um modelo de lavanderia. 2007. Monografia (Graduação em Administração). Centro Universitário Católico Salesiano, UNISALESIANO, Lins-SP.

Brunton WA. Infection and hospital laundry. Lancet 1995;345:1574-5.

Burgati JC. Revisão sistemática sobre o uso de aventais cirúrgicos, conforme o material de confecção, no controle da contaminação/infecção do Sitio Cirúrgico. 2007. Dissertação (Mestrado em Enfermagem) – Universidade Escola de Enfermagem, São Paulo.

Burgatti JC, Possari JF, Moderno AMB. Avaliação da barreira microbiana do campo cirúrgico simples de algodão. São Paulo: Revista SOBECC. 2004;9(1):24-32.

Cabral MB. Etiquetas de Identificação por Radiofrequência. Universidade Federal do Ceará, Campus Sobral; 2010.

Cáfaro MS. O uso da tecnologia RFID em gestão de enxoval hospitalar. Pesquisa apresentada como exigência para conclusão do Curso de Especialização em Hotelaria e Facilities Hospitalar no Instituto de Ensino e Pesquisa do Hospital Israelita Albert Einstein. São Paulo; 2016.

Cândido I. Lavanderia hoteleria, Caxias do Sul-RS: Educs; 2006.

Carrapateira YR. Rouparia Hospitalar, Gestão e Montagem. Editora Atheneu; 2008.

Castelli G. Administração hoteleira. 9ª ed. Caxias do Sul: EDUCS; 2001.

Castelli G. Excelência em hotelaria: uma abordagem prática. Rio de Janeiro: Qualitymark; 1994. 156p.

Castelli G. Hospitalidade: a inovação na gestão nas organizações prestadoras de serviços. São Paulo: Saraiva; 2010. 250p.

Castelli G. Administração hoteleria. 8ª ed. Caxias do Sul: Educs; 2001.

Castro RMS, Chequer SSI. Serviço de processamento da roupa hospitalar: gestão e funcionamento. Viçosa: UFV; 2001.

Chen ET. RFID Technology Integration for Bussiness Performance Improvement. Cap. 7, 2015.

Church BD, Loosli CG. The role of the laundry in the recontamination of washed bedding. J Infect Dis. 1953;93:65-74.

Ciosak SI, Oliveira AC. Infecção de sítio cirúrgico em hospital universitário: vigilância pós-alta e fatores de risco. Revista da Escola de Enfermagem da USP. São Paulo. 2007;41(2):259.

CLARAX. Qualidade e tecnologia na lavagem de roupa. São Paulo: Lever Industrial; 1998 p. 5-8.

Conselho Nacional de Metrologia, Normalização e Qualidade Industrial. Resolução nº 2, de 06 de maio de 2008. Decreta o Regulamento Técnico Mercosul sobre Etiquetagem de Produtos Têxteis.

Consultoria e Equipe CCIH. Manual técnico administrativo: lavanderia hospitalar Hospital Geral Universitário. V. 2. Cuiabá – Mato Grosso; 2002.

Cristian RR, Manchester JT, Mellor MT. Bacteriological quality of fabrics washed at lower-than-standard temperatures in a hospital laundry facility. Appl Environ Microbiol. 1983;45(2):591-7.

Davenport TH, Prusak L. Conhecimento Empresarial. São Paulo: Campus; 1998.

David Rigby Associates. Technical Textiles and Industrial Nonwovens: World Market Forecasts to 2010. Manchester; 2002.

De La Torre F. Administração hoteleira, parte I: departamentos. São Paulo: Roca; 2001. 154p.

Deming EW. Qualidade: a revolução na produtividade. Rio de Janeiro: Marques Saraiva; 1990.

DIN EN 14065. Textiles Laundry – processed textile articles. Bio-contamination control system, CEN: European Committee for Standardisation; 2002.

Donabedian A. Prioridades para el progreso en la evaluación y monitoreo de la calidad de la atención. Salud Pública de México. 1993;35:94-7.

Donabedian A. The seven pillars of quality. Arch Pathol Lab Med. 1990;114(11):1115-8.

Donabedian A. The quality of medical care. Science. 1978;200(4344):856-64.

Donabedian A. The role of outcomes in quality assessment and assurance. QRB Qual Rev Bul. 1992;18(11):356-60.

Donabedian A, Wheeler JR, Wyszewlanski L. Quality, cost and health: An integrative model. Med Care. 1982;20(10):975-92.

Drucker PF. Administrado para obter resultados. São Paulo: Thompson; 2002.

EN 14065. Textiles Laundry – processed textile articles. Bio-contamination control system. CEN: European Committee for Standardisation; 2002.

English MP, Wethered RR, Duncan EH. Studies in the epidemiology of Tinea pedis. VIII. Fungal infection in a long-stay hospital. Br Med J. 1967;3:136-9.

Farias RM. A habilitação técnica na terceirização da lavagem de roupas hospitalares nas licitações públicas no estado do Ceará em 2004 e 2005. 2009. Apresentada e aprovada como monografia de pós-graduação de Administração Hospitalar (Lato sensu) Faculdade Integrada do Ceará – FIC, 2009. Orientação Profa. Dra. Edna Dias.

Farias RM. Administrando uma lavanderia. Trabalho apresentado na FIC – Faculdade Integrada do Ceará, jun./2002.

Farias RM, Boeger MA, Picchiai D, Caruso D. Gestão com indicadores em Hotelaria Hospitalar. São Paulo-SP: Sarvier; 2019.

Farias RM. Danos no enxoval hoteleiro, responsabilidade física e jurídica. Fortaleza: FIC; 2005. Originalmente apresentada como monografia de graduação Faculdade Integrada do Ceará- FIC, 2005.

Farias RM. Indicadores de sustentabilidade na lavagem de roupa hospitalar. In: Tachizawa T. Gestão e Sustentabilidade: contabilidade gerencial. São Paulo: Livros & Cia. Cultura e Lazer; Cap. 12. 2012.

Farias RM. Manual de segurança na higiene e limpeza. Métodos processos e produtos para cozinha, lavanderias e ambientes. Caxias do Sul-RS: Educs; 2011.

Farias RM. Manual para lavanderias. A revolução na arte de lavar. Caxias do Sul-RS: Educs; 2006.

Farias RM. O controle higienico-sanitário como indicador de desempenho e qualidade em empresas de pequeno e médio porte prestadoras de serviços de lavagem de roupa hospitalar. Dissertação de mestrado Faculdade de Campo Limpo Paulista – Faccamp, Orirentador Prof. Dr. Djair Picchiai. São Paulo: Faccamp; 2014.

Farias RM. O plano de cargos e salários como ferramenta de qualidade da administração de recursos humanos nas lavanderias industriais hoteleiras e hospitalares. Apresentada e aprovada como monografia de pós-graduação de Administração de recursos humanos (Lato sensu), Faculdade de economia, administração, atuária e contabilidade. Universidade Federal do Ceará: UFC; 2010. Orientação Profa. Dra. Maria Lírida Calou.

Farias RM, Picchiai D, Silva EA Jr. Gestão hospitalar: indicadores de qualidade e segurança higiênico-sanitários na hotelaria. Caxias do Sul, RS: Educs; 2016.

Farias RM, PICCHIAI D. A Visão Sistêmica da Lavanderia Hospitalar: Limites e Propostas. São Paulo: Revista de Gestão em Sistemas de Saúde – RGSS. 2013;2(2):124-47.

Farias RM. Segurança na lavanderia. Trabalho apresentado na FIC – Faculdade Integrada do Ceará; nov./2003.

Fernandes TF, Fernandes MOV, Soares MR. Lavanderia hospitalar. In: Fernandes TF (org.); Fernandes MOV, Ribeiro N. Infecção hospitalar e suas interfaces na área da saúde. Vol. 2. São Paulo: Atheneu; 2000.

Ferreira AA, Reis ACF, Pereira MI. Gestão empresarial: de Taylor aos nossos dias. São Paulo: Pioneira; 1997.

Fijan S, Šostar-Turk S, Cenčič A. Potentially pathogenic microorganisms and procedures for hygiene assurance in laundries. Tekstil. 2005;54:53-60.

Fijan S, Cenčič A, Šostar-Turk S. Hygiene monitoring of textiles used in the food industry. Braz J Microbiol. 2006;37():356-61.

Fijan S, Koren S, Cencic A, Sostar-Turk S. Antimicrobial disinfection effect of a laundering procedure for hospital textiles against various indicator bacteria and fungi using different substrates for simulating human excrements. Diagn Microbiol Infect Dis. 2007;57(3):251-7.

Fijan S, Poljšak-Prijatelj M, Steyer A, Koren S, Cenčič A, Šostar-Turk S. Rotaviral RNA found in wastewaters from hospital laundry. Int J Hyg Environ Health. 2006;209: 97-102.

Fijan S, Šostar-Turk S, Neral B, Pusic T. The influence of industrial laundering of hospital textiles on the properties of cotton fabrics. Textile Research Journal. 2007;77(4):247.

Fijan S, Šostar-Turk S. Hospital textiles, are they a possible vehicle for healthcare-associated infections?. Int J Environ Res Public Health. 2012;9:3330-3343.

Fijan S, Gunnarsen JTH, Weinreich J, Šostar-Turk S. Determining the hygiene of laundering industrial textiles in Slovenia, Norway and Denmark. Tekstil. 2008;57:73-95.

Fijan S, Sostar-Turk S, Cencic A. Implementing hygiene monitoring systems in hospital laundries in order to reduce microbial contamination of hospital textiles. J. Hosp. Infect. 2005;61(1):30-38.

Fontana RT, Lautert L. A prevenção e o controle de infecções: um estudo de caso com enfermeiras. Rev Bras Enferm. 2006;59(3):257-60.

Fosso Wamba S, Ngai EWT. Unveiling the potential of RFID-enabled intelligent patient management: Results of a Delphi study. In: 44th Hawaii international conference on systems science, Kaloa, Kauai, Hawaii, USA, 2011.

Garnier M, Delamare V. Dicionário Andrei de termos de Medicina. 2ª ed. São Paulo: Andrei; 2002.

German Regulations. German regulations for textile hygiene from medical institutions, laundries and laundering procedures as well as conditions for delivering textiles to commercial laundries, addition to chapters 4.4.3 and 6.4 of "Regulations for hospital hygiene and infection prevention", vol. 38. 1995.

Ghellere JLP. Experiências em hospitais. Portal Humanizar. Disponível em: www.humanizar.com.br. Acessado em 19/4/2005.

Bibliografia

Godfre K. Sharp practice. Nursing Times. 2001;97(2):22-4.

Godoi AF. Hotelaria hospitalar e humanização no atendimento em hospitais: pensando e fazendo. São Paulo: Ícone; 2004.

Godoi AF. Hotelaria hospitalar e humanização no atendimento em hospitais. 2ª ed. São Paulo: Ed. Ícone; 2008. p. 54.

Godoy SCB, Santos EMDR dos, Horta NC, Gontijo SM, Vilela AF. Riscos para o trabalhador em lavanderias hospitalares. Rev Min. Enf. 2004;8(3):382-7.

Gonçalves EL. Org. Gestão hospitalar: administrando o hospital moderno. São Paulo: Saraiva; 2006.

Gonçalves LFC. O impacto no giro de leito devido ao enxoval mal dimensionado. Pesquisa apresentada como exigência para conclusão do Curso de Especialização em Hotelaria e Facilities Hospitalar no Instituto de Ensino e Pesquisa do Hospital Israelita Albert Einstein. São Paulo; 2019.

Goodwin S. Patient clothing. Personal laundry: an essential part of patient care. Nurs Times. 1994;90(30):31-2.

Guimarães ER. Gestão de negócios em saúde – hotelaria hospitalar. Belo Horizonte: [s.n.] 2002. (Apostila do Curso de Qualificação em Gestão de Saúde, 2002).

Hamel G, Prhalad CK. Competindo pelo future: estratégias inovadoras para obter o controle do seu setor e criar os mercados de amanhã. 10ª ed. Rio de Janeiro: Campus; 1995. 35 p.

Identificação por Radiofrequência. A história do RFID. Janeiro 15, 2008.

International Organization for Standardization. ISO 139 – Textiles – Standard atmospheres for conditioning and testing. Genova: International Organization for Standardization; 2005. 8p.

IPT. Instituto de Pesquisas Tecnológicas: Manual de especificações para têxteis médicos 1ª edição. São Paulo, 2017. Rayana Santiago De Queiroz Gabriele Paula De Oliveira Patrícia Muniz Dos Santos Silva. ISBN 978-85-09-00190-2 Formato E-book

Jakobi G, Lohr A, In Collab. Whit Millan J, Dieter. Detergent and Textile Washing. Principles and practice. New York, NY: VCH; 1987.

Juran JM. Juran Planejando para a qualidade. 2ª ed. São Paulo: Pioneira; 1992.

Kaplan RS, Norton DP. Organização orientada para estratégia: como as empresas que adotam o Balanced Scorecard prosperam no novo ambiente de negócios. Rio de Janeiro: Campus; 2000.

Kaplan SR, Norton PD. A estratégia em ação: balanced scorecard. 4ª ed. Rio de Janeiro: Campus; 1997. p. 344.

Kawamoto EM. Infecção hospitalar. Enfermagem em clínica cirúrgica. São Paulo: EPU; 1999.

Klein P. RAL-Gütezeichen für Wäsche aus Lebensmittelbetrieben, Hohensteiner Wäscherei informationen. No. 108, Forschungszentrum Hohensteiner Institute; 2000.

Kommission für Krankenhaushygiene und Infektionsprävention. 1995 Bundesgesund-heitsblatt 7, 280 hospital laundry. Journal of Virological Methods. [Print ed.], Available online 3 December 2007, 8.

Konkewicz LR. Prevenção e controle das infecções relacionadas ao processo das roupas hospitalares. 2003. Disponível em: http://www.bvsde.ops-oms.org/bvsacd/cd49/lavanderiahospitalar.pdf, Acesso em 29 jun. 2014.

Kunzle, SRM, et al. Auxiliares e técnicos de enfermagem e controle de infecção hospitalar em centro cirúrgico: mitos e verdades. Revista da Escola de Enfermagem da USP. São Paulo, v. 40, n. 2, p. 215, 2006.

Lakatos EM, Marconi MA. Metodologia do trabalho científico: procedimentos básicos, pesquisa bibliográfica, projeto e relatório, publicações e trabalhos científicos. 5ª ed. São Paulo: Atlas; 2001.

Lawrence PF. Fundamentos de cirurgia geral. Tradução Jaques Vissoky. 2ª ed. Porto Alegre: Artes Médicas; 1995.

Leite FB. Central de material esterilizado: projeto de reestruturação e ampliação do hospital regional de Francisco Sá. Ministério da Saúde, 2008.

Lisboa TC, Borba VR. Teoria geral de administração hospitalar. Rio de Janeiro-RJ: QualityMark; 2006.

Lisboa TC, Torres S. Gestão dos serviços. Limpeza, higiene e lavanderia. 3ª ed. São Paulo-SP: Sarvier; 2007.

Lisboa TC. Organização estrutural e funcional do hospital. Curitiba-PR: Intersaberes; 2007.

Lisboa TC, Torres S. Limpeza, higiene, lavanderia hospitalar. São Paulo: CLR Balieiro; 1999.

Lisboa TC, Torres S. Limpeza, higiene, lavanderia hospitalar. 4ª ed. São Paulo: Sarvier; 2014.

Mafra SCT, Silva VE, Conceição GS, Freitas JPF, Mafra CL, Fontes MB. Análise microbiológica do ambiente e dos uniformes de trabalhadores de lavanderia de indústria de produtos de origem animal. Associação Brasileira de Engenharia de Produção – ABEPRO. UFSC. www.producaoonline.org.br revista produção on line. issn 1676 – 1901/v. 10, n. 2, jun. 2010.

Magalhães HP. Técnica cirúrgica experimental. Savier: São Paulo; 1983.

Malagón-Lodoño G. Introdução. In: Malagón-Lodoño G, Morera RG, Laverde GP. Administração hospitalar. 2ª ed. Rio de Janeiro: Guanabara Koogan; 2000.

Marconi MA, Lakatos EM. Metodologia do trabalho científico. São Paulo: Atlas; 2011. 225p

Marques MAR. Análise e percepção do processo de higienização de roupas profissionais em indústrias alimentícias. Viçosa: 2006. 106f. Dissertação (Mestrado em Economia Doméstica), Universidade Federal de Viçosa, 2006.

Maximiano ACA. Introdução à administração. São Paulo: Atlas; 2004.

Mazzi CED. Introdução ao RFID – 23/02/2012.

Mesiano ERAB, Santos AAM dos. A lavanderia e o controle de infecções hospitalares. 2005. Disponível em: http://www.anvisa.gov.br/divulga/sentinelas/lavanderia.doc Acesso em 29 jun. 2014.

Mezomo JC. Gestão da qualidade na saúde: Princípios Básicos. 10ª ed. São Paulo: Manole; 2001.

Mezono JC. Gestão da qualidade na saúde: princípios básicos. São Paulo: JC Mezono; 1995.

Bibliografia

Mezzomo AA. Lavanderia hospitalar organização e técnica. 3ª ed. São Paulo: Cedas; 1984.

Miller BF. Enciclopédia e dicionário médico para enfermeiros e outros profissionais da saúde. Tradução Paulo Marcos Agria de Oliveira, Sílvia M Spada. 6ª ed. São Paulo: Roca; 2003.

Ministério da Saúde (1985). Manual de lavanderia hospitalar. Brasília: Centro de documentação do Ministério da Saúde; 1986.

Monteiro CEC, Lacerda RA, de Oliveira Paz MS, Conceição VP da. Paramentação cirúrgica: avaliação de sua adequação para a prevenção de riscos biológicos em cirurgias – parte II: os componentes da paramentação. Rev Esc Enferm USP. 2000;34(2):1-17.

Mozachi N, Souza VHS. O hospital: manual do ambiente hospitalar. 11ª ed. 2005.

Muller M. Privacidade e dignidade do paciente: cuidados da hotelaria e o uso de camisolas. Pesquisa apresentada como exigência para conclusão do Curso de Especialização em Hotelaria e Facilities Hospitalar no Instituto de Ensino e Pesquisa do Hospital Israelita Albert Einstein. São Paulo; 2019.

Organização Pan-Americana da Saúde. A transformação da Gestão de hospitais na América Latina e Caribe. Brasília: OPAS/OMS; 2004.

Petrocchi M. Hotelaria: planejamento e gestão. São Paulo: Futura; 2002.

Pina RH. O hospital: história e crise. São Paulo: Cortez; 1993.

Prado CRSJ. Manual de lavanderia hospitalar. Lins: 2008.

RAL, Deutsches Institut für Gütezicherung und Kennzeichnung eV. Proper Linen Care, Quality Assurance RAL-GZ 992. Sankt Avgustin. 2001.

RAL, Reichsausschuß für Lieferbedingungen und Gütesicherung – RAL German Institute for Quality Assurance and Certification. Deutsches Institut für Gütezicherung und Kennzeichnung eV. Proper Linen Care, Quality Assurance RAL-GZ 992. Sankt Avgustin. 2001.

Rhabae GN, Ribeiro Filho N, Fernandes AT. Infecção do sítio cirúrgico. In: Fernandes AT (ed). Infecção hospitalar e suas interfaces na área da saúde. São Paulo: Atheneu; 2000. p. 479-505.

Ribeiro HP. O hospital: história e crise. São Paulo: Cortez; 1993.

Richter HB. Moderna lavanderia hospitalar. 2ª ed. São Paulo: Soc. Beneficiente São Camilo; 1979.

Rodrigues E. Reutilização de campos duplos de tecido de algodão padronizados pela ABNT utilizados para embalagens de artigos médico-hospitalares na esterilização por calor úmido. 2000 (Tese de Doutorado em Enfermagem). Universidade de São Paulo, São Paulo.

Santana E, Abraão LM, Ritz PC. Avaliação da durabilidade dos campos cirúrgicos reprocessáveis e sua relação com os índices de infecção do sítio cirúrgico, 2009. 67 p. il. 31cm. Monografia apresentada ao Centro Universitário Católico Salesiano Auxilium UNISALESIANO, Lins-SP, para graduação em Enfermagem, 2009 Orientadores: Jovira Maria Sarraceni; Viviane Cristina Bastos Armede.

Scotto O, Neide T, Boeger M. Palestra e debate realizado no Congresso H&F 2024 dentro da Feira Hospitalar proferido em 23 de maio de 2024.

Seol HY, Patol C, Hansen M, Fernandez-Luque L, Lau AYS. Self-tracking, social media and personal health records for patient empowered self-care. Yearb Med Inform. 2017.

Seyed MS, Pouran R, Amir AN, Seyed JT. Factors affecting the quality of hospital hotel services from the patients and their companions' point of view: A national study in Iran. J Res Med Sci. 2016;21:46.

Silva Junior EA da, Manual de controle-higiênico sanitário em alimentos 7ª ed. São Paulo: Varela; 2014.

Silva Junior EA da. Manual de controle-higiênico sanitário em alimentos. 6ª ed. São Paulo: Varela; 2012.

Silva Junior EA da. Manual de controle-higiênico sanitário em alimentos. São Paulo: Varela; 1975.

Silva PL. Hotelaria hospitalar. Conhecimento para a gestão. Brasília (DF): UnB – Universidade de Brasília; 2009.

Silva MDAA, Rodrigues AL, Cesaretti IUR. Enfermagem na unidade de centro cirúrgico. 2ª ed. São Paulo: EPU; 1997.

Smith JA, Naiel KR, Davidson CG, Davidson RW. Effect of water temperature on bacterial killing in laundry. Infect Control. 1987;8(5):204-9.

SOBECC, Nacional. Práticas Recomendadas. Sociedade Brasileira de Enfermeiros de Centro Cirúrgico Recuperação Anestésica e Centro de Material de Esterilização. 4ª ed. São Paulo; 2007.

Standaert SM, Hutcheson RH, Schaffner WA. Nosocomial transmission of Salmonella gastroenteritis to laundry workers in a nursing home. Infect Control Hosp Epidemiol. 1994;15(1):22-6.

Stroeher AM, Freitas H. O uso das informações contábeis na tomada de decisão em pequenas empresas. Revista de Administração eletrônica – RAUSP-e, São Paulo: FEA-USP/RAUSP eletronica, 2008.

Tachizawa T. Gestão ambiental e responsabilidade social corporativa. Estratégias de negócios focadas na realidade brasileira. 4ª ed. São Paulo: Atlas; 2007.

Tachizawa T. Gestão e sustentabilidade: Contabilidade gerencial. São Paulo: Livros & Cia Cultura e Lazer; 2012.

Taraboulsi FA. Administração de hotelaria hospitalar. São Paulo: Atlas; 2003.

Taraboulsi FA. Administração de hotelaria hospitalar. 2ª ed. São Paulo: Atlas; 2004.

Terpstra MJ, et al. Hygienic properties of textile laundering in Europe, Proceedings of the 41st WFK International Detergency Conference, Düsseldorf, Germany; 2003. p. 72-9.

Thomas MD, Giedinghagen DH, Hoff GL. An outbreak of scabies among employees in a hospital-associated commercial laundry. Infect Control. 1987;8:427-9.

Tortora GJ, Funke BR, Case CL. Microbiologia. Tradução Roberta Marchiori Martins. 8ª ed. Porto Alegre: Artmed; 2005.

Trabulsi LR, Alterthum F. Microbiologia. 5ª ed. São Paulo: Atheneu; 2008.

Vergara SC. Projetos e relatórios de pesquisa em administração. 3ª ed. São Paulo: Atlas; 2000.

Yazici HJ. An exploratory analysis of hospital perspectives on real time information requirements and perceived benefits of RFID technology for future adoption. Elsevier: International Journal of Information Management; 2014.

Watanabe S. Hotelaria hospitalar. Disponível em: http://soniawatanabe.sites.uol.com.br. Acesso em agosto de 2007.

Wilcox MH, Jones BL. Enterococci and hospital laundry. Lancet. 1995;345:594.

Zoller U. Handbook of Detergents, part A: Properties. Surfactant science series, vol. 82, New York, Basel: Marcel Dekker, Inc.; 1999.